3.me RAPPORT ANNUEL.

3.me RAPPORT ANNUEL

A MONSIEUR LE PRÉFET

sur le Service Médical et Administratif

DE L'ASILE PUBLIC D'ALIÉNÉS

DE SAINT-DIZIER,

PAR LE DOCTEUR MÉRIER,

Directeur-Médecin en chef de cet Établissement

Année 1851.

BAR-LE-DUC.

IMPRIMERIE DE NUMA ROLIN,

Rues Voltaire 4, et de la Rochelle 21 *bis*.

ASILE PUBLIC D'ALIÉNÉS DE SAINT-DIZIER.

TABLEAU GÉNÉRAL indiquant le Mouvement de la population et la Classification des Aliénés, suivant la forme de leur délire.

SEXES.	DÉLIRE PARTIEL		LYPÉMANIE		MANIE		DÉMENCE		IDIOTIE et IMBÉCILLITÉ.	ÉPILEPSIE		TOTAUX.
	avec hallucinations.	sans hallucinations.	avec hallucinations.	sans hallucinations.	avec hallucinations.	sans hallucinations.	avec paralysie générale.	sans paralysie générale.		avec lésion intellectuelle.	sans lésion intellectuelle.	
1re Section comprenant les 274 Aliénés existant au 1.er janvier 1851.												
Hommes .	3	7	4	3	12	12	10	57	28	15	3	136
Femmes..	3	9	2	7	9	25	6	45	17	11	4	138
(Total : 274)												
2.e Section comprenant les 57 Aliénés entrés dans l'année 1851 (*).												
Hommes .	1	2	»	2	2	3	3	6	6	4	1	30
Femmes..	»	2	1	1	2	7	2	6	5	1	»	27
(Total : 57)												
3.e Section comprenant les 21 Malades sortis *guéris* en 1851, et les 4 *non guéris*.												
Hommes .	1	2	»	»	3	3	»	»	2	»	»	11
Femmes..	»	2	»	2	2	8	»	»	»	»	»	14
(Total : 25)												
4.e Section comprenant les 28 Aliénés décédés en 1851.												
Hommes .	»	»	»	»	»	1	7	4	»	1	»	13
Femmes..	»	»	»	»	»	3	2	8	1	1	»	15
(Total : 28)												
5.e Section comprenant les 278 Aliénés restants au 31 décembre 1851.												
Hommes .	5	7	4	3	11	11	6	39	32	18	4	142
Femmes..	3	9	3	6	9	21	6	45	21	11	4	136
(Total : 278)												

Notes en marge du tableau :

- (1re Section) Il y a en outre 7 hallucinés parmi les déments. Il y a aussi 4 hallucinées dans les démentes.
- (*) Comme il est entré un homme qui *n'était pas aliéné* et qui est sorti très peu de jours après son entrée, nous n'avons pas dû le faire figurer dans ce classement médical; c'est ce qui explique la différence entre le chiffre 58 porté au Rapport et 57 porté ici.
- (4e Section) Un homme décédé était halluciné dément.
- (5e Section) De façon qu'il reste 6 hallucinés déments et 4 hallucinées démentes.

Ce tableau, que nous croyons aussi résumé et succinct que possible, établit six classes seulement : 1.º *Délire partiel* (1); 2.º *Lypémanie* (ou délire *général* triste (2); 3.º *Manie* (comprenant les trois groupes ou variétés de cette classe : manie aiguë, chronique, intermittente); 4.º *Démence* (avec ou sans paralysie générale); 5.º *Epilepsie* (avec ou sans lésion intellectuelle); 6.º *Imbécillité* et *Idiotie*.

Les hallucinations qui accompagnent souvent diverses formes d'aliénation, notamment la manie, la lypémanie et le délire partiel, ne constituent pas, selon nous, une classe à part et ne nous semblent devoir être considérées que comme une *complication*. Il en est de même, selon nous, de la paralysie générale qui ne nous paraît être également qu'une *complication* et non constituer une classe spéciale, comme l'a professé tout récemment M. le docteur Baillarger. Toutefois, nous ne croyons pas que la paralysie générale complique *exclusivement* la démence. Nous pensons bien, en effet, que dans la très grande majorité des cas, c'est dans la démence qu'on observe la paralysie; mais nous avons rencontré des cas de paralysie générale chez des malades atteints de manie et même de délire partiel; il en est de même relativement aux hallucinations qui sont bien, il est vrai, l'accompagnement le plus ordinaire de la manie, de la lypémanie et du délire partiel, mais qu'on peut retrouver aussi chez les déments. Nous en avons noté quelques cas également dans notre tableau.

Nous sommes convaincu qu'il y a un *très grand nombre d'hallucinés* parmi les aliénés; et cette remarque, que nous devons encore à la sagacité de notre ancien maître, M. Falret, nous avons de plus en plus l'occasion d'en reconnaître et d'en vérifier l'exactitude. Mais il est souvent très difficile de constater les hallucinations *véritables* et de ne pas les confondre avec les *illusions* très fréquentes aussi chez les aliénés. Aussi, ne donnons-nous pas comme entièrement exactes et complètes nos notes sur ce sujet; car nous sommes persuadé qu'il y a parmi nos malades un plus grand nombre d'hallucinés que ceux indiqués à notre tableau et qu'il y a eu des omissions à cet égard. Quant à la paralysie générale, nous sommes à peu près *certain* de l'exactitude de nos données, et nous ne pensons pas qu'il y ait eu des omissions sous ce rapport.

Ainsi, sur une population de **332** malades traités en 1851, nous avons constaté des hallucinations chez 52 et la paralysie générale chez 21, en groupant ces complications dans chaque classe où nous les avons observées. Les 21 paralysies ont été notées chez les déments; mais nous avons, en outre, 2 cas de paralysie générale chez des aliénés atteints de délire partiel. Les 52 cas d'hallucination ont été trouvés en très grande majorité chez des aliénés atteints de manie, lypémanie et délire partiel; 11 cas cependant ont été observés chez des déments. Ces 11 déments sont hallucinés depuis de longues années et dès l'époque où ils étaient encore atteints de *formes curables;* de façon que les hallucinations ont survécu chez eux à la curabilité et les ont suivis dans l'état de démence où ils se trouvent aujourd'hui.

Sur les 50 épileptiques, entrant dans le mouvement de 1851, 8 seulement ne sont pas atteints gravement dans leur intelligence, bien que chez ceux-ci même, les accès soient suivis d'un peu d'hébétude et de trouble, mais non d'une manière permanente; 5 à 6 sont maniaques; tous les autres sont des imbéciles et des idiots.

Relativement à la mortalité, il ressort de notre tableau que 21 décès ont eu lieu chez des déments, *dont 9 avec paralysie générale;* l'élément parisien de notre population a fourni 9 de ceux-ci; de façon qu'il est aisé de voir que cet élément, composé de presque tous déments, gâteux, etc., et qui ne concourt en rien au chiffre des guérisons, contribue puissamment à celui des décès.

Nous avons eu 3 décès *accidentels* en quelque sorte, l'un par suite d'une chute d'un arbre sur lequel un aliéné était monté; 2 autres par asphyxie qui a eu lieu par le bol alimentaire chez un aliéné atteint de paralysie générale, et d'autre part chez un épileptique étouffé par ses couvertures dans un accès arrivé pendant la nuit. En ajoutant ces 3 cas de décès, qu'on peut regarder en quelque façon comme *extraordinaires*, puisqu'ils ne sont point, en quelque sorte, le résultat du séjour dans l'asile, aux 3 autres décès qui ont eu lieu chez des individus entrés dans l'asile dans un état déplorable et qui ne semblent y avoir *été envoyés que pour y mourir* (ce qui est arrivé, en effet, *peu de jours* après leur entrée), et en défalquant ces 6 décès de notre nombre total 28, nous arriverions à une proportion extrêmement réduite et pouvant, nous le croyons, supporter la comparaison avec n'importe quel établissement de ce genre.

CAUSES DES DÉCÈS.

Pneumonie	4
Maladie organique du cœur	3
Entérite aiguë	2
Fièvre typhoïde	2
Apoplexie et paralysie générale avec marasme	9
Marasme, effet de l'âge	4
Cancer de l'estomac	4
Ascite	4
Diarrhée chronique	3
Asphyxie	2
Rupture de l'estomac, suite d'une chute d'arbre	1
Variole confluente	1
Série d'accès d'épilepsie	1
Total	**28**

(1) Comme M. Falret, nous remplaçons par cette dénomination celle de *monomanie* qui, suivant les principes professés depuis longtemps déjà par cet auteur très compétent dans la matière, ne doit plus rester dans la classification. Nous partageons complètement aujourd'hui cette manière de voir que nous n'avions pas admise tout d'abord; car lorsqu'il y a quinze ans, M. Falret nous mettait au défi de trouver dans son service un seul cas de monomanie pure, nous avons été longtemps incrédule. Aujourd'hui, mieux éclairé par l'expérience et l'observation, nous sommes en effet convaincu qu'il n'y a point de monomanie *proprement dite* et que toujours le délire est plus ou moins généralisé, ne se bornant *jamais* à une seule idée ou à un seul objet. Cette manière de voir peut et doit, nous le croyons, avoir une grande portée en matière de jurisprudence et de médecine légale dans leur application aux aliénés. Je ne fais *qu'indiquer* ici cette considération que je développerai ailleurs.

(2) C'est à dessein et non par erreur que nous disons : délire *général* triste, contrairement aux idées généralement admises qui font de la *lypémanie* un délire *partiel*.

RAPPORT

A MONSIEUR LE PRÉFET DE LA HAUTE-MARNE

sur le Service Médical et Administratif

DE L'ASILE PUBLIC D'ALIÉNÉS

DE SAINT-DIZIER,

PENDANT L'ANNÉE 1851.

Saint-Dizier, le 1er juillet 1852.

MONSIEUR LE PRÉFET,

J'ai l'honneur de vous adresser mon Rapport annuel sur le service médical et administratif de l'Asile de Saint-Dizier pour l'année 1851.

Comme les années précédentes, je diviserai ce Rapport en deux parties : la première renfermera les faits accomplis et les résultats obtenus dans le cours de l'année 1851, ainsi que le projet de budget pour 1853 ; la deuxième vous exposera les besoins actuels de l'établissement, et ce qui reste à faire pour compléter son organisation définitive.

I.ʳᵉ PARTIE.

Statistique, Mouvement de la Population.

Au 1ᵉʳ janvier 1851, l'Asile renfermait 274
aliénés, ci 274

Savoir : { Hommes..... 136 } 274, ci... 274
         { Femmes...... 138 }

Entrées. Dans le cours de la même année, il est entré :

Savoir : { Hommes..... 31 } 58 ci..... 58
         { Femmes...... 27 }

Total........ 332

Sorties. Il est sorti pendant le même laps de temps :

Hommes guéris...... 8)
   Id.   non guéris.. 4 } 26 ci.'... 26
Femmes guéries..... 13)
   Id.   non guéries. 1)

54

Décès. Il y a eu 28 décès (13 hommes et 15
femmes) ci.......... 28

De façon qu'au 31 décembre 1851, il restait
dans l'Asile.......................... 278 aliénés.

Dont 142 hommes et 136 femmes, ainsi
divisés par département :

Savoir : { H.ᵗᵉ-Marne. 117)
         { Aube...... 82 } 278.   Total égal 278
         { Seine...... 79)

L'Asile renferme, en outre, 16 infirmes ;
même chiffre exactement que l'an dernier, attendu qu'il n'y a eu ni décès, ni
entrées, ni sorties dans cette classe de
malades, ci.......................... 16
(Ces 16 infirmes sont entièrement à la
charge de l'Asile qui ne reçoit aucun
prix de pension pour eux).

Total général.... 294

Récidives. Deux hommes et une femme sont entrés en récidive
dans le cours de l'année. Les deux hommes ont guéri
depuis et la femme est décédée *peu de jours après* sa
rentrée.

Il n'y a eu dans toute l'année que 2 évasions. Un homme qui a pu pendant trois mois se soustraire à toutes recherches en travaillant dans une ferme; il a été réintégré 94 jours après son évasion. Une femme qui s'est évadée pour se rendre dans sa famille où elle est restée; son état a été trouvé satisfaisant, et s'est encore amélioré depuis ; de façon que M. le préfet de l'Aube a autorisé sa famille à la conserver.

Evasions.

Il y a eu 28 décès dans le cours de l'année 1851 (13 hommes et 15 femmes), comme je l'ai déjà établi d'autre part. Pour une population dont le mouvement a roulé sur un chiffre total de 348 individus, y compris les 16 infirmes, c'est une proportion de 8,04 décès sur 100 aliénés. Cette proportion est, en *apparence*, un peu moins satisfaisante que celle constatée dans mon Rapport de 1850, qui était de 7,45 sur 100 ; mais ceci n'est *qu'apparent*. Vous allez aisément le concevoir, Monsieur le Préfet. Les 80 aliénés, de la Seine, admis à l'Asile de Saint-Dizier, n'y sont entrés que sur la fin de l'année 1850 (40 en octobre et 40 à la fin de décembre). Ces 80 malades n'ont pu, par conséquent, entrer en ligne de compte pour les décès ni pour les guérisons. En 1851, au contraire, ces 80 aliénés tous *incurables*, et la plupart déments, paralytiques et vieux, ont séjourné toute l'année et ont fourni un fort contingent à la mortalité, puisque **9** *décès* ont eu lieu dans cette catégorie de malades.

Mortalité.

Ainsi, comme je le disais tout à l'heure, si, au premier aspect, on pouvait croire que la mortalité a été plus forte en 1851 qu'en 1850, on reconnaît facilement que ce n'est *qu'apparent*, et qu'au contraire, le chiffre de la mortalité a été beaucoup plus favorable en 1851 qu'en 1850. Au reste, les résultats obtenus sous ce rapport ne laissent rien à envier aux établissements du même genre que celui-ci ; et je crois pouvoir dire, sans témérité, que dans aucun asile de France, et peut-être même de l'étranger, on n'obtient une moyenne plus satisfaisante, *avec les éléments d'une population composée comme l'est celle de l'asile de Saint-Dizier.*

Le chiffre des guérisons dans l'année a été de 21: 8 hommes et 13 femmes, parmi lesquelles même une d'elles est *sortie seulement améliorée.* Si on compare ce chiffre au chiffre total de la population d'aliénés (332), on trouvera une proportion très faible, 6,32 pour 100. Mais on ne saurait procéder de cette manière pour arriver à une juste appréciation des guérisons. En effet, d'une part, les 80 aliénés de la Seine n'ont pas fourni *une s ule* guérison dans toute l'année ; et en décomposant, d'autre part, la

Guérisons.

population restante en-dehors de ces 80 malades, on arrive à constater que sur les 274 restants, au 31 décembre 1850, et les 58 entrés dans le cours de l'année 1851, il se trouve à peine **30 à 35** aliénés offrant des conditions de curabilité; car ce n'est pas assurément à l'égard des idiots, des imbécilles, des paralytiques, des épileptiques, et des déments qu'on peut appliquer les calculs de chances de guérison; tout le monde sait qu'on ne guérit pas, qu'on ne peut guérir ces sortes de malades. Or, en examinant notre tableau de l'an dernier, nous constatons qu'à cette époque (31 décembre 1850) il se trouvait à peine 90 aliénés à *formes curables* dans les 274. Nous disons à *formes curables*, c'est-à-dire *délire partiel*, *manie* et *lyépmanie*, mais non pas offrant des *chances certaines de guérison*, puisque, même parmi ces aliénés atteints d'aliénation à *forme curable*, plus des cinq sixièmes sont déjà devenus incurables *à peu près absolument* par l'ancienneté et par le type de la maladie. Ainsi, pour ne citer qu'une classe de malades, *les maniaques*, tout le monde sait que les manies chroniques, datant de plus de deux ans, par exemple, ainsi que les manies intermittentes, les manies héréditaires ne guérissent *presque jamais*. Donc, pour procéder d'une manière logique et rationnelle dans le calcul des chances de guérison que les malades trouvent dans les Asiles d'aliénés, ce n'est pas au chiffre total de la population d'un Asile qu'il faut comparer le chiffre des guérisons obtenues; mais c'est au nombre seulement des aliénés atteints de *formes curables*, c'est-à-dire d'aliénation *récente*, non héréditaire et non intermittente, et ne datant pas de plus de deux ans, qu'il faut comparer le nombre des guérisons; et alors on est dans le vrai. Or, si nous procédons de cette façon, nous obtenons les résultats suivants qui, je l'espère, vous paraîtront assez satisfaisants, Monsieur le Préfet :

En 1851, il est entré, comme je l'ai établi plus haut, **58** *aliénés*; sur ces **58**, huit ont été transférés de Bicêtre, par conséquent étaient *incurables*; sur les 50 restants, 22 seulement offraient des *formes curables* de maladies récentes; les **28** *autres* étaient soit des imbéciles et idiots, soit des épileptiques, soit des maniaques chroniques ou des déments paralysés. Or, nous avons renvoyé *guéris* 21 aliénés sur lesquels, il est vrai, 8 appartiennent aux entrées de l'année 1850, une à l'année 1848 et une à l'année 1849; tout le reste, c'est-à-dire les 11 autres, étaient entrés dans l'année 1851.

Voici, du reste, un tableau qui fera connaître la date précise de l'entrée de ces 21 malades sortis guéris et la durée de leur séjour à l'Asile :

Nombre de guérisons.	DATE DE			DURÉE	Observations.
	l'invasion de la maladie.	l'Entrée.	la Sortie.	du séjour à l'Asile.	
1	3 mois.	5 octobre 1851.	3 mars 1851	5 mois.	
1	15 jours.	22 sept. 1850.	4 id.	5 mois et demi.	
1	1 mois.	30 janvier 1851.	16 id.	6 semaines.	
1	Plusieurs années.	30 juin 1849.	16 id.	20 mois et demi.	
1	3 semaines.	9 sept. 1850.	24 avril 1851.	7 mois et demi.	
1	2 mois.	14 février 1851.	1er juin 1851.	3 mois et demi.	
1	3 mois.	23 juin 1850.	2 id.	11 mois et 10 jours.	
1	2 mois.	19 mars 1851.	23 id.	3 mois.	
1	Inconnue.	25 mai 1850.	29 id.	13 mois et 4 jours.	
1	1 mois.	26 février 1851.	17 juillet 1851	4 mois et 20 jours	
1	Inconnue.	20 août 1850.	2 août 1851.	11 mois et demi.	
1	8 jours.	20 février 1851.	11 id.	5 mois et 20 jours	
1	Plusieurs années.	6 avril 1848.	19 id.	3 ans et 4 mois 1/2	Seulement amé-liorée.
1	8 jours.	2 juin 1851.	27 id.	2 mois et 25 jours.	
1	2 mois.	19 août 1851.	28 sept. 1851	39 jours.	
1	5 jours.	2 sept. 1851.	11 oct. 1851.	39 jours.	
1	Inconnue.	11 février 1850.	30 id.	20 mois et 20 jours	
1	1 mois.	7 décemb. 1850	6 déc. 1851.	1 an.	
1	2 mois.	28 août 1851.	27 id.	4 mois.	
1	Inconnue.	22 janvier 1851.	29 id.	11 mois et 7 jours.	
1	1 mois.	27 juillet 1851.	29 id.	5 mois et 2 jours.	

On arrive donc ainsi à cette consolante conclusion que la *moitié* des aliénés entrés dans l'Asile en 1851, dans de bonnes conditions de curabilité, en sont sortis guéris, et, de plus, à cette autre condition *rigoureuse*, que pour obtenir des guérisons, il faut prendre les malades au début de la maladie, et favoriser leur entrée dès l'invasion, en la dégageant, autant que possible, de toutes les lenteurs et de toutes les difficultés inhérentes aux formalités administratives. La guérison est à ce prix, et des raisons d'humanité autant que d'économie bien entendue commandent impérieusement d'agir de cette manière. Car, si on guérit rapidement les maladies récentes, aiguës, curables, en un mot, par le peu d'ancienneté de l'affection, on ne guérit plus guère les malades atteints de folie chronique, et qui deviennent, dès-lors, une charge indéfinie pour le département et les communes auxquels ils appartiennent.

J'ai déjà touché cette question dans mes précédents Rapports, mais je ne crois pas pouvoir y trop revenir et trop insister là-dessus; car il y va de l'intérêt réel des familles comme de celui du département lui-même.

Il serait bien désirable aussi, relativement au mode de transférement des aliénés, qu'on pût trouver un autre

moyen que celui de la gendarmerie; car l'impression produite sur les malades par la vue des gendarmes est très
fàcheuse et s'efface difficilement ; ils restent longtemps,
quelquefois toujours, persuadés qu'on les considère comme
des criminels et qu'on les conduit dans une prison. L'Asile
devient pour eux ainsi une *prison*, et, tant qu'ils y restent,
ils conservent cette pensée. Depuis dix ans que nous
sommes placé à la tête d'un service d'aliénés, nous n'avons
cessé de réclamer contre cette manière de faire voyager
les malades, et nous avons la satisfaction de voir nos
idées accueillies déjà dans un grand nombre de départements. Ceux de l'Aube et de la Seine, par exemple,
n'emploient plus jamais ce mode ; il est à désirer que celui
de la Haute-Marne y renonce aussi le plus tôt possible,

Situation financière.

La recette totale de l'exercice 1851 a été, d'après le
compte que j'ai l'honneur de mettre sous vos yeux, et
qui est ci-joint, de.. .... 136,844 22
    La dépense générale , de............... 102,289 16

Différence en excédant de recette....... 34,555 06
et constituant un boni de cette somme sur
le *seul exercice* 1851 , lequel, ajouté aux
5,601 fr. 47 c., reliquat des boni des années
précédentes........................... 5,601 47

forme au 31 mars 1852 un boni général de. 40,156 53

Prix de revient.

La dépense générale du service ayant été, en 1851, de
102,289 fr. 16 c., et le nombre total des journées de
103.111, le prix moyen de *revient* pour tous les aliénés
est de 0 fr. 992. La légère différence de dépense occasionée par les trois ou quatre pensionnaires, dont le régime
est un peu meilleur que celui des autres malades, étant
très minime, il n'y a pas lieu, en réalité, de la faire entrer en ligne de compte pour calculer le prix de *revient*
sur lequel il ne réagit, en effet, que d'une manière insignifiante.

Ainsi, en 1851, nous n'avons réalisé aucun bénéfice sur
le prix de journée des aliénés de la Haute-Marne, et ce
n'est que sur les aliénés de l'Aube, et notamment ceux de
la Seine, que des économies ont pu être faites. Au reste,
si le prix de *revient* a été si satisfaisant et bien moindre
que celui de l'année précédente, cela tient à deux causes
principales, savoir : 1.º à l'augmentation de la population;
2.º et à ce qu'il n'y a pas eu autant de dépenses extraordinaires que l'an dernier.

Bien que ce Rapport ne doive être que le compte-rendu des opérations effectuées en 1851, pour pouvoir mettre sous vos yeux avec plus de clarté la situation financière *actuelle* de l'établissement, permettez-moi, Monsieur le Préfet, de reprendre les choses d'un peu plus haut.

Lors de mon entrée en fonctions (le 31 décembre 1849) voici quelle situation financière m'a laissée l'habile et honorable confrère qui m'a précédé dans la direction de l'Asile de Saint-Dizier :

Fonds en caisse ou placés au Trésor, résultant des boni réalisés sur les années précédentes et constituant un excédant de recettes de................... 16,763 81

Sommes redues à l'entrepreneur des grosses constructions extraordinaires exécutées en 1849, ci............................ 9,154 76

Diverses autres sommes dues à plusieurs fournisseurs pour ces mêmes dépenses extraordinaires............................ 607 71

Dette d'une somme réclamée par le département pour la pension d'un aliéné de la Côte-d'Or.......... .... 1,074 48

Total............ 10,836 95

Par conséquent le boni *réél*, par suite de ces dettes, se trouvait réduit au 31 décembre 1849, à................... .... 5,926 86

Je vais mettre sous vos yeux, maintenant, Monsieur le Préfet, le total des dépenses extraordinaires payées en 1850, tant pour ces restants dus sur l'année 1849 que pour les achats faits et les constructions exécutées en cette année 1850 :

1.º Reliquat des sommes dues à l'entrepreneur pour les gros travaux exécutés en 1849............. 9,154 76

2.º Diverses sommes dues à plusieurs autres fournisseurs.......................... 607 75

3.º Restitution au département de la Haute-Marne d'une somme perçue déjà par l'Asile pour un aliéné de la Côte-d'Or........ 1,074 48

4.º Achat d'un cheval et d'une voiture.... 700 »

5.º Achat de mobilier, de linge et vêtements, etc............................ 17,308 62

6.º Réparation de l'horloge............. 125 75

Total 28,971 32

Ainsi, en 1850, nous avons payé pour 12,207 fr. 51 c. de dépenses extraordinaires de plus que le boni constaté au 31 décembre 1849.

Il en est résulté qu'à la clôture de l'exercice 1850, notre boni effectué sur cet exercice s'est trouvé réduit à 5,601 fr. 47 c., qui, ajoutés aux 12,207 fr. 51 c. que nous avons dépensés en sus de celui laissé par notre prédécesseur, auraient porté, à la fin de ce même exercice, le nôtre à 17,808 fr. 58 c.

Ajoutons de suite, à ce résultat, que la dépense du régime alimentaire a été plus élevée dès cette année 1850, en ce que les quantités de vin et de viande ont été augmentées de la manière suivante :

1.º Chaque aliéné, au lieu de recevoir 20 centilitres de vin deux fois par semaine, en a reçu la même quantité *quotidiennement;*

2.º Chaque malade a reçu, en outre, *environ* 60 *grammes* de viande de plus que les années précédentes, tous les jours gras.

Notons encore qu'à partir de la même année 1850, on a commencé à substituer, pour la chaussure des aliénés, les souliers aux sabots.

Dépenses extraordinaires soldées en 1851.

En 1851, les sommes payées pour dépenses extraordinaires ont été bien moindres qu'en 1850 ; aussi trouverons-nous à la fin de cet exercice un boni bien plus considérable qu'à la fin de l'exercice précédent (1), mais ce n'est pas à cette seule circonstance qu'est due la différence énorme de ce boni ; elle vient surtout de l'augmentation de la population de l'Asile et principalement de l'admission de 80 aliénés de la Seine, payant 1 fr. 20 c. par jour.

Voici, du reste, le détail de ces dépenses extraordinaires pour 1851 :

1.º Achat de bois de service, d'un tombereau, et complément d'une boutique de serrurier....... 734 05

2.º Achat de deux vaches.............. 277 40

3.º Reconstruction des salles de bains et de l'escalier de la chapelle.............. 5,841 34

4.º Etablissement d'une galerie dans la chapelle.............................. 1,640 92

5.º Premier à-compte sur les travaux en cours d'exécution et consistant en dortoirs et chauffoirs des gâteux.................. 1,720 42

Total............. 10,214 13

Nous avons donc payé en 1851 pour 10,214 fr. 13 c. de

(1) Ce boni, sur le seul exercice 1851, est de 34,555 fr. 06 c., tandis qu'en 1850 il n'était que de 5,601 fr. 47 c. Cela tient essentiellement au nombre plus considérable de journées de présence des aliénés de la Seine en 1851 qu'en 1850.

dépenses extraordinaires, et réalisé un boni constaté au 31 mars 1852 par le compte ci-joint de 34,555 fr. 06 c., ce qui aurait produit un excédant de recettes sur les *dépenses ordinaires* de 44,769 fr. 19 c., si on n'avait affecté une somme de 10,214 fr. 13 c. au paiement de ces dépenses extraordinaires.

A partir du 1.er janvier 1851, la dépense du régime alimentaire a encore été augmentée, puisque chaque homme a reçu dès cette époque 35 centilitres de vin par jour, et chaque femme 25 centilitres. De plus on a substitué l'usage général des souliers aux sabots pour la chaussure des deux sexes.

En outre, l'internat a été institué dès le mois de mars de la même année, et une somme d'environ **1,500** francs a dû être affectée à cette institution créée dans l'unique intérêt des malades.

Ainsi des économies considérables ont pu, dès cette époque et pourront, je l'espère, être désormais réalisées, sans qu'on puisse objecter que ces économies se font au détriment de la nourriture et du bien-être des malades, ce qui serait assurément le plus détestable et le plus condamnable mode d'économie ; et je tiens, avant tout, à ce que le régime alimentaire et hygiénique des malades soit, dans l'Asile de Saint-Dizier, aussi bon et aussi irréprochable que dans tout autre établissement de ce genre.

Au reste, l'exactitude et la sincérité des calculs et des opérations financières que je viens de mettre sous vos yeux, Monsieur le Préfet, pourront être très facilement vérifiées et constatées par l'inspection du compte administratif que je joins à ce Rapport *ou Compte moral*, et par l'examen des deux comptes de gestion de M. le receveur de l'établissement qui vous ont été fournis par ce comptable et qui sont entre vos mains ; vous acquerrez aussi la preuve et la certitude, Monsieur le Préfet, que ces calculs et ces combinaisons n'ont rien qui tienne de la fiction et du roman.

A l'époque prescrite par les règlements et instructions, j'ai adressé à M. le Sous-Préfet de l'arrondissement de Wassy le projet de budget de l'exercice 1853.

Budget de 1853.

Comme vous pourrez le voir par la récapitulation générale de ce document, ce projet de budget se solde par un excédant de *recettes ordinaires* sur les *dépenses ordinaires* de la somme de 13,909 fr. 50 c.

Mais il est à présumer que ce chiffre sera dépassé, attendu que toutes les dépenses y ont été largement prévues et établies sur des demandes de crédit dont un certain nombre ne seront pas épuisés, notamment en ce qui concerne les articles farines, vin, viande, comestibles, etc. Mais comme le prix de ces denrées de première nécessité est soumis à des variations dont on ne peut au juste prévoir l'importance, il vaut toujours mieux être en dessus qu'en-dessous.

Toutefois, il faut observer qu'aucune demande de crédit n'a été portée au chapitre des *Dépenses extraordinaires*, par la raison que depuis plusieurs années aucunes sommes n'ont plus été allouées pour ces dépenses qui, suivant la jurisprudence adoptée et suivie par la préfecture, doivent faire toujours l'objet d'une autorisation spéciale et d'un crédit supplémentaire. Il est à présumer cependant que des dépenses de ce genre seront nécessaires dans le cours de l'année 1853, notamment en ce qui concerne les grandes modifications à apporter dans le quartier des hommes, l'acquisition de terrains, etc., objets dont je vous entretiendrai dans la partie de ce Rapport où j'aurai l'honneur de vous exposer les besoins actuels et urgents de l'établissement, et sur lesquels je ne veux pas anticiper ici.

Quoi qu'il en soit, le résumé de notre projet de budget me paraît toujours, quoi qu'il arrive à cet égard, et au moyen des boni actuellement réalisés, devoir offrir un excédant de recettes plutôt supérieur qu'inférieur à celui qu'il présente aujourd'hui.

Permettez-moi maintenant, Monsieur le Préfet, d'appeler spécialement votre attention sur quelques points de ce projet de budget, principalement en ce qui touche plusieurs articles du chapitre des dépenses ordinaires.

Comme j'ai eu l'honneur de vous le dire, lors de la visite que vous avez faite à l'établissement, le 6 juin; j'ai, de concert avec la commission de surveillance, porté à 1,500 francs, au lieu de 1,200 fr., dont il jouit maintenant, le traitement de M. l'économe; cette augmentation me paraît de toute justice et n'est pas même en proportion de l'augmentation de besogne qui est résultée pour cet employé de l'accroissement considérable de la population depuis la fin de 1850.

Il en est de même du traitement de M. l'interne qui n'a été que de 500 fr. jusqu'à présent et que je propose de porter à 600 fr. pour l'année 1853. Ce sera également justice, et cette quotité de traitement est celle de tous les internes d'établissement d'aliénés de l'importance de celui de Saint-Dizier, qui compte en ce moment **320** *malades* et qui en aura **360** dans quelques mois, lorsque les constructions en cours d'exécution seront terminées.

Je propose aussi de porter à 500 fr. le traitement du chef surveillant en chef qui ne reçoit en ce moment que 450 fr., suivant le crédit alloué au budget de l'exercice 1852.

Jusqu'à présent le salaire accordé aux travailleurs a été insignifiant, *dérisoire* en quelque sorte dans l'Asile de Saint-Dizier et loin, bien loin d'être en rapport avec l'importance des produits qui résultent de ce travail. A mon entrée en fonctions, il n'y avait qu'une somme de 600 fr. portée au budget pour cet objet. Dès l'année 1851, j'ai proposé 800 fr. et en 1852 1,000. fr. Ces deux chiffres ont été successivement alloués par Messieurs vos prédécesseurs. Cette dernière somme de 1,000 fr,ancs répartie aussi justement que possible, permet à peine d'allouer au travailleur le plus assidu *cinq centimes par jour*. Vous reconnaîtrez, je n'en doute pas, Monsieur le Préfet, que cette gratification est insuffisante pour rémunérer même très faiblement un travail de huit, dix et quelquefois douze heures par jour, et qu'il est de toute justice d'accorder désormais une rémunération un peu plus encourageante à nos pauvres travailleurs, dont les réclamations réitérées et journalières me paraissent très fondées et dignes d'être prises en sérieuse considération.

J'ai, en conséquence, l'honneur de vous prier de vouloir bien allouer le chiffre de 2,000 fr. que j'ai porté pour cet objet au projet du budget de 1853. De cette façon, nous pourrons encourager et récompenser un peu mieux le zèle de nos travailleurs, et nous ne serons que justes en nous rapprochant ainsi de ce qui se fait à cet égard dans les autres établissements d'aliénés. Du reste, je le répète, même, avec ce chiffre de 2,000 francs, nous ne pourrons encore rémunérer le travail que très faiblement et d'une manière encore peu proportionnée à l'importance et à la réalité des profits qui en résultent pour la maison; ce que j'aurai l'honneur de vous démontrer d'une manière péremptoire et incontestable dans la partie de ce Rapport où je mettrai sous vos yeux les résultats de l'organisation du travail dans l'Asile de Saint-Dizier.

Ce petit pécule, réglé tous les trois mois et distribué à chacun suivant ses besoins, constitue un léger adoucissement au sort de ces pauvres malades, en permettant aux uns de se procurer quelques douceurs, par exemple, du tabac (indépendamment de celui qui est distribué quotidiennement aux frais de la maison), aux autres du sucre, café ou chocolat; à quelques autres encore, et notamment aux femmes, quelques pièces de toilette en-dehors du vestiaire de la maison. Enfin, pour les aliénés curables et qui ont quelque chance de sortir un jour guéris, une partie de ce pécule est mise en réserve, et ils la trouvent à leur sortie de la maison, soit pour faire leur voyage en se rendant dans leur domicile, quelquefois éloigné, soit pour, y étant rentrés, subvenir à leurs premiers et plus indispensables besoins; car il est difficile de se faire une idée de l'état de dénûment, de misère et d'abandon dans lequel se trouvent un grand nombre de ces malheureux souvent négligés et repoussés même par leurs familles, mais toujours tenus en suspicion et en défiance par le public qui ne comprend guères en général l'intérêt qui doit s'attacher à ces infortunés et qui, ne croyant pas non plus qu'on puisse réellement guérir de la folie, craint toujours de les employer ou de les prendre à son service. Tel est, en effet, le sort déplorable d'un certain nombre d'aliénés sans famille ou sans ressources, que ces pauvres malades, après leur guérison et au moment où ils pourraient être rendus à la liberté et à la société, pressentant la position cruelle qui leur est réservée dans le monde, nous supplient de les conserver dans l'Asile, au risque de continuer à y vivre, privés de leur liberté, au milieu du contact et de la vue de tant de misères dont ils sont entourés, plutôt que de se retrouver dans la société sans travail, sans ressources et presque toujours sans sympathie, ni affection! Et cependant, comment d'un autre côté concilier cet état de choses avec les dispositions formelles et impératives de la loi qui veut que tout aliéné guéri soit rendu à sa famille et à la liberté? (Art. 23.)

Société de patronage. C'est ici le lieu d'exprimer un vœu et d'appeler toute votre sollicitude, Monsieur le Préfet, sur l'opportunité, sur la nécessité qu'il y aurait de fonder, dans le département de la Haute-Marne, une institution à l'instar de celles qui existent déjà dans plusieurs départements de la France, et d'imiter ainsi l'exemple de philantropie et d'humanité que nous ont donné les hommes éminents et véritablement charitables placés à la tête des Etablissements du genre de celui-ci : Je veux parler d'une *Société de patronage* pour les aliénés sortis guéris de l'Asile. Une société de ce genre a été fondée et instituée, il y a plus de dix ans déjà, par notre ancien et excellent maître, M le docteur Falret, médecin en chef de la Salpêtrière, à Paris. Cette société, destinée à patroner pendant les premiers temps, après leur sortie, les aliénés guéris des asiles de la Seine, et composée des hommes les plus considérables de la capitale, a étendu les bénéfices de son patronage aux aveugles, aux orphelins et aux sourds-muets. Une telle institution devait trouver des imitateurs en province. En effet, plusieurs asiles, entr'autres ceux de Maréville (Meurthe), de Stephansfeld (Bas-Rhin), possèdent aujourd'hui des sociétés de patronage de ce genre. Pourquoi le département de la Haute-Marne, pourvu d'un Asile d'aliénés d'une certaine importance et destiné à en avoir une plus grande encore dans un avenir peu éloigné, resterait-il en retard et en arrière dans une si louable entreprise? Je soumets à votre sollicitude éclairée et bienveillante cette pensée que je me borne à exprimer tout simplement aujourd'hui, me réservant de vous entretenir ultérieurement avec tous les détails et tous les développements que vous pourrez désirer de cette importante question à laquelle vous accorderez, j'en suis certain, toute votre attention et tout l'intérêt dont elle est digne. A vous appartient, Monsieur le Préfet, l'honneur de doter le département que vous administrez d'un établissement de ce genre, et ce sera pour vous un titre de plus à l'estime et à la reconnaissance publiques.

En attendant, j'ose espérer que vous voudrez bien allouer, pour le salaire et l'adoucissement du sort de nos pauvres aliénés, les 2,000 francs que j'ai proposés au budget pour cet article.

J'ai porté à l'article tabac 1,000 francs au lieu de 800 francs qui ont été alloués pour l'année courante : cette légère augmentation est légitimée par l'insuffisance des crédits alloués et par les réclamations continuelles des malades pour lesquels cette distribution est un léger adoucissement à leur triste position. Car, comme je le disais dans mon Rapport de l'an dernier, la privation du tabac constitue une des peines les plus cruelles pour beaucoup d'entr'eux, et les porte à des excitations et même à des actes de violence assez fréquents.

Vous remarquerez aussi, sans doute, Monsieur le Préfet, qu'une somme beaucoup plus forte que l'an dernier est demandée pour le vin. Cette demande est motivée par par trois causes : 1.º l'augmentation présumée dans la population (360 individus environ au lieu de 300); 2.º et surtout par l'augmentation notable dans la quantité de vin distribuée (35 centilitres pour chaque homme et 25 pour chaque femme, au lieu de 20 centilitres pour tous); 3.º enfin par la prévision d'une récolte très peu abondante et la cherté qui en doit résulter.

Tels sont, Monsieur le Préfet, les articles essentiels du projet de budget de 1853, sur lesquels j'ai cru devoir appeler spécialement votre attention à l'occasion de la présentation de ce budget, *en ce qui conceene les dépenses ordi-*

naires. En ce qui concerne les *dépenses extraordinaires,*
telles que constructions, appropriations et modifications
dans les bâtiments, acquisition de terrains, etc., je n'ai
pas cru devoir rien vous proposer dans ce projet de budget,
par les motifs énoncés plus haut, me réservant de vous
faire mes propositions à cet égard dans la deuxième partie
de ce Rapport, où je vous soumettrai les *besoins actuels* de
de l'établissement, pour compléter, autant que possible,
son organisation.

Permettez-moi maintenant de vous rendre compte,
aussi brièvement que possible, de quelques améliorations
apportées ou ajoutées à celles précédemment constatées
dans les diverses parties du service, depuis mon dernier
Rapport.

Internat.

L'internat, constitué au commencement de l'année
1851, a continué et continue de fonctionner régulièrement et avec avantage pour les malades. L'élève chargé
de ce service, aujourd'hui versé et très habile déjà dans
le traitement spécial des malades de ce genre, s'acquitte
de ses difficiles fonctions avec beaucoup d'exactitude, de
zèle et d'intelligence. Un registre d'observations médi-
cales recueillies et rédigées principalement par M. l'interne, sous notre direction, a été ouvert et constituera,
en passant aux mains de nos successeurs, un répertoire
d'enseignements utiles, nous l'espérons, pour l'étude des
maladies mentales, tout en témoignant de notre zèle et de
notre amour pour la science spéciale que nous cultivons.
L'adjonction d'un aide au service sanitaire était devenue
une nécessité et un besoin indispensables depuis l'augmentation si notable de la population. On ne saurait donc
que s'applaudir d'avoir comblé cette importante lacune
et du choix qui a été fait pour la remplir : nous nous
plaisons à le constater ici.

Economat.

L'économat institué depuis plusieurs années déjà et qui,
depuis longtemps aussi n'est plus à l'état de *fiction* dans
l'Asile de Saint-Dizier, fonctionne également de plus en
plus régulièrement. L'employé chargé de cette importante
partie du service administratif, entre dans tous les détails
et toutes les complications du service dont il est chargé
et dont il remplit les fonctions avec assiduité, probité et
régularité (1).

(1) Je crois qu'il est de mon devoir de faire remarquer ici, à
propos de l'économat, que jusqu'à ce jour le comptable chargé de
cette importante fonction n'a pas été invité à fournir son cautionnement, en raison sans doute du peu d'importance des denrées
et objets de consommation; mais comme aujourd'hui la valeur de

L'exactitude, la précision et la *rigoureuse* observation des règlements et instructions en matière financière avec lesquelles est tenue la comptabilité en deniers ne laissent rien à désirer, et l'habile et intelligent comptable chargé de la caisse de l'établissement a droit à tous nos éloges et à toutes nos félicitations pour le zèle et l'activité qu'il apporte dans toutes les parties du service financier.

Le service religieux se fait aussi convenablement et rationnellement. Les malades spéciaux auxquels on a affaire dans un établissement du genre de celui-ci ont besoin d'être dirigés et exercés dans ce sens avec beaucoup de réserve, de prudence et de circonspection. Un ministre du culte, chargé de la direction religieuse d'un asile d'aliénés, peut devenir un utile auxiliaire pour le médecin, à la condition qu'il s'entende *toujours* avec celui-ci pour ses rapports avec les malades. Au reste, je n'ai aussi que des éloges et des remercîments à adresser aux employés de cette importante partie du service général. Homme de tact et d'intelligence, M. l'aumônier de l'Asile de Saint-Dizier, habitué du reste par un long exercice à la pratique et à la direction religieuses d'une telle classe de malades, est à la hauteur de son ministère et de la pénible et délicate mission qu'il a à remplir. Il sait mettre dans ses paroles, dans ses conversations, ainsi que dans ses prédications à la chapelle, toute *la simplicité*, *la réserve* et la délicatesse de procédés et de langage qui conviennent aux pauvres intelligences de son triste auditoire. Nos malades assistent en général avec recueillement, modestie et convenance aux divers exercices du culte; et dans les solennités des fêtes et dimanches, on serait peut-être étonné, en songeant au milieu de quelle population on se trouve, du maintien et de la bonne tenue de presque tous; car il est *rare*, *très rare* qu'on ait à signaler des actes d'indécence ou d'indiscipline à la chapelle. Des chœurs de voix d'hommes et de femmes se font entendre à l'église les dimanches et fêtes, et je le répète, on pourrait peut être s'étonner, en tenant compte du milieu où on se trouve, de l'accord et de l'harmonie qu'on peut obtenir des aliénés, si aujourd'hui des exemples nombreux de cette espèce, dans presque tous les éta-

ces objets dépasse de beaucoup 20,000 francs, je crois qu'il y a lieu d'appliquer l'art. 2 de l'ordonnance du 29 novembre 1831. Peut-être il y aurait lieu aussi de fixer à un chiffre plus élevé le cautionnement du receveur, par la raison que les recettes ordinaires de l'établissement ont éprouvé un *accroissement considérable et permanent*. (Ordonnance du 17 septembre 1837. Circulaire du 31 septembre 1837, Instruction des finances du 14 juin 1840, n.º 1051.)

blissements d'aliénés, ne venaient prouver qu'il n'est pas si difficile qu'on se l'imagine dans le monde, d'arriver, avec de la patience, de l'habitude et de la persévérance, à discipliner, à *harmoniser*, j'allais presque dire à *moraliser la folie,* mais je traiterai plus longuement et plus à propos cette question à l'occasion du *travail des aliénés.*

Religieuses. Les sœurs hospitalières préposées aux divers services intérieurs d'un Asile peuvent aussi, lorsqu'elles entendent et remplissent convenablement la mission dont elles sont chargées, venir puissamment en aide au médecin ; mais, pour cela, il faut, de toute nécessité, qu'elles se conforment en tous points, pour le traitement, *même religieux,* des malades, aux instructions et aux prescriptions de ce dernier. S'il en était autrement, loin d'être utiles, elles pourraient, dans certains cas, nuire considérablement à la guérison. Les sœurs de l'Asile de Saint-Dizier méritent aussi leur part d'éloges et de remerciements pour le zèle, le dévouement, la douceur et la patience avec lesquels elles traitent nos pauvres aliénés. Elles commencent, du reste, aussi à comprendre (et je regarde ceci comme un grand progrès et une importante amélioration) que le travail doit être le grand mobile, le moyen par excellence employé par elles pour traiter, pour améliorer surtout les malades confiés à leurs soins et à leur garde continuelle. « Elles commencent à comprendre qu'à l'aide de ce moyen, on peut se passer presque entièrement de loges et de camisoles de force. » Aussi est-ce vers ce but essentiel que je dirige et que tendent mes efforts les plus persévérants, dans la section des femmes, dirigée et surveillée exclusivement par des sœurs de Besançon. Je suis heureux de m'apercevoir que je commence à être compris ; mais il a fallu du temps pour cela, il a fallu surtout démolir presque toutes les loges de force et diminuer considérablement le nombre des camisoles, pour arriver à démontrer qu'on pouvait, sinon s'en passer entièrement, du moins en user très modérément.

Démolition d'une grande partie des loges. En effet, comme j'en exprimais le désir et l'espérance dans mon Rapport de l'an dernier, depuis que la plus grande partie de nos loges de force a été détruite ; depuis qu'on a fait disparaître les trois quarts de ces affreux cabanons ou *cachots* dont l'aspect vous a attristé, Monsieur le Préfet, lors de votre visite à l'Asile ; depuis qu'on a rendu impossible l'usage fréquent et immodéré de ces sombres et humides réduits, on a reconnu qu'on pouvait s'en passer ; et je ne désespère pas d'arriver un jour, prochainement même, à leur destruction complète et radicale, comme on l'a déjà fait dans plusieurs autres Asiles, notamment à Maréville (près Nancy), où avec une population de plus de **900** aliénés, il n'y a plus *une seule loge* de force, comme me l'écrivait dernièrement l'honorable et savant directeur de cet établissement. Au reste, la destruction complète de ces loges devient une nécessité absolue par la raison qu'elles offrent un aspect repoussant et hideux qui effraie et fait trembler les malades auss bien que les visiteurs. En admettant même que des cellules fussent encore nécessaires dans un Asile d'aliénés, il faudrait en construire de plus convenables et plus en rapport avec les progrès de la science et de la civilisation. Les cabanons ou cachots de Saint-Dizier remontent à l'enfance de l'art; ils ne peuvent donc plus être conservés aujourd'hui dans l'état où ils se trouvent.

Au moyen de la démolition de la plus grande portion des loges des deux sexes, nous avons pu déjà, comme vous l'avez vu, Monsieur le Préfet, sur l'emplacement même et avec les matériaux de ces loges, construire dans chaque quartier une petite division séparée pour les *gâteux* de chaque sexe. Ces travaux, commencés en 1850, et qui *constituent une des plus importantes améliorations que j'ai à vous signaler* dans ce Rapport, ont marché avec une déplorable lenteur, et sont à peine sur le point d'être terminés aujourd'hui. Toutefois, nous touchons, je l'espère, du moins, au moment où nous pourrons installer dans ces quartiers la classe de malades auxquels ils sont destinés, les isolant ainsi du centre des autres quartiers et habitations pour lesquels ils sont, comme je disais l'an dernier, un objet de gêne, de dégoût et d'incommodité de toute espèce.

Il nous resterait donc, pour compléter ce que nous avons à faire de ce côté, à détruire les quelques loges qui existent encore dans chaque quartier, hommes et femmes ; et s'il nous reste définitivement démontré, je le répète, que dans un Asile d'aliénés, il faille de toute nécessité un très *petit nombre de cellules* pour isoler momentanément les malades agités (ce que nous sommes assez disposé à admettre avec la plus grande réserve, toutefois), eh bien! il n'en faudra pas moins démolir les cabanons aujourd'hui existants, pour les remplacer par des cellules propres, gaies, convenables, en un mot, et à la hauteur des progrès et des réformes actuellement apportés dans ce genre de contructions, semblables, par exemple, à celles que nous avons admirées dernièrement à l'Asile public de Châlons-sur-Marne. Au reste, nous croyons pouvoir le noter ici : une expérience de trois années bientôt, nous a démontré l'inutilité à peu près *absolue,* des loges *dans le quartier des hommes* de l'Asile de Saint-Dizier, où il est rare et tout à fait exceptionnel, nous pourrions dire presque *inouï*, d'avoir un malade en loge pendant une nuit entière. Malheureusement, il n'en est pas encore ainsi du côté des femmes, mais nous espérons quelque jour arriver à un résultat à peu près semblable, puisque déjà nous avons pu considérablement diminuer le nombre des femmes condamnées à coucher dans ces horribles cabanons.

Fourneau de la cuisine. — Le fourneau de la cuisine, dont je signalais l'insuffisance dans mon dernier Rapport, a été remplacé par un autre entièrement neuf et tout à fait approprié aux besoins actuels et même futurs de l'Etablissement, puisqu'il pourrait suffire à la préparation des aliments d'une population de **450** à **500** *personnes*, sans dépenser plus de combustible. Ce fourneau, qui fonctionne parfaitement et très économiquement, a coûté environ 5,000 francs.

Murs de soutènement. — Les murs de soutènement des jardins contre les envahissements et les inondations de la Marne ont été continués et se continuent encore avec activité dans ce moment. Ces murs de soutènement si utilement et si efficacement entrepris, sous la direction de mes précesseurs, seront terminés par les seuls bras de nos aliénés, dans une courte période d'années; et tout en mettant désormais les terrains de l'Asile à l'abri des dévastations des eaux de la Marne par l'espèce de rampart dont ils offrent l'aspect, constitueront dans l'avenir un remarquable monument du travail de nos malades.

Galerie de la chapelle. — La galerie servant à la fois de tribune et de communication pour la commodité et la régularité du service, a été enfin terminée dans le cours de l'année 1851, après les nombreuses vicissitudes et difficultés qu'elle a éprouvées dans son exécution, et cette galerie peut aujourd'hui servir au double usage auquel elle est destinée.

Régime alimentaire. — Enfin, le régime alimentaire a été amélioré, en ce que les quantités de viande et surtout de vin ont été augmentées, comme je l'ai dit plus haut et dans des proportions que j'ai indiquées; de façon que ce régime, je crois pouvoir l'affirmer, est aussi bon que possible et que partout ailleurs, et ne laisse plus rien à désirer.

Travail. — J'ai, dans mon Rapport de l'an dernier, examiné avec quelques développements la question du travail appliqué comme moyen curatif *par excellence* au traitement des

aliénés. J'ai exposé la méthode, le mécanisme à l'aide
desquels nous sommes parvenus à organiser le travail, et
à constater, d'une manière précise et mathématique le
nombre *exact de journées entières* consacrées au travail par
nos malades dans une période de dix mois. Je ne revien-
drai pas aujourd'hui sur ces détails; je me contenterai de
dire que le travail continue à être en honneur et à être
mis en pratique sur la plus large échelle possible dans
l'Asile de Saint-Dizier; mais que malheureusement, de
plus en plus, nous sentons le besoin, la nécessité urgente
et absolue d'accroître les éléments, les ressources du *travail des champs* dont nous manquons plus de la moitié de
l'année, faute de terrains suffisants pour occuper tous les
bras de nos travailleurs; que, par conséquent, il devient
indispensable d'acquérir le plus tôt possible, soit des terrains à proximité de l'Asile et attenant à ceux qu'il pos-
sède déjà, soit une ferme qui pourrait alors être un peu
plus éloignée, sans que son exploitation par nos aliénés en
fût pour cela rendue impossible. Dans la partie de ce Rapport où je vous exposerai les besoins actuels de l'Asile,
j'aurai l'honneur de vous faire mes propositions à cet
égard.

Ce n'est pas ici le lieu, selon nous, de traiter *scientifiquement* la question du travail des aliénés (1). Je dirai seu-

(1) Je l'ai dit ailleurs : « Ces Rapports annuels s'adressant *essentiellement* à l'autorité administrative, me semblent devoir être
sobres, *très sobres* de *détails et d'éléments scientifiques;* aussi n'est-ce
pas ici que je consignerai les résultats de mes observations médi-
cales sur l'importance et la suprématie du travail *agricole*, comme
moyen curatif; ces observations authentiques, recueillies avec le
plus grand soin et toute la publicité possible, seront consignées
ailleurs, ainsi que mes autres études et recherches statistiques,
notamment sur les causes de la folie, dont l'étiologie est, selon
nous » si incomplète et laisse tant à désirer; sur le traitement et la
classification des maladies mentales ; sur les guérisons, les décès,
l'âge, la profession, l'état civil des malades ; sur l'influence des saisons, quant aux entrées, aux sorties, aux décès ; sur les maladies
incidentes auxquelles succombent beaucoup d'aliénés ; enfin sur les
résultats nécroscopiques que nous avons observés : toutes données
purement scientifiques qui sont à dessein *omises* dans ce Rapport et
trouveront place dans un autre travail que je me propose de publier
plus tard. Toutefois, à propos de *statistique* appliquée à la recherche
des causes de la folie, je ne saurais m'empêcher de dire dès à présent qu'on me semble en avoir beaucoup abusé, et qu'en arrivant.
comme l'a fait un statisticien bien connu (*), à conclure qu'il y avait
beaucoup plus de causes *dites physiques* que de causes *dites morales,*
on a commis, selon nous, une grande et complète erreur; qu'au
reste, cette division en causes *physiques* et causes *morales*, n'est ni
logique, ni médicale, ni fondée sur l'observation et la pratique des
maladies mentales; qu'en conséquence, elle ne saurait être admise
ni rester dans la science. L'étude des causes productrices des

(*) M. Moreau de Jonnès.

lement que je persiste à cet égard dans la manière de voir que j'ai exprimée dans mon Rapport de l'an dernier, à la condition que cette manière de voir soit interprétée convenablement et dans un sens véritablement conforme à ma pensée ; et que si mon opinion, relativement à la prééminence du *travail des champs* sur tous les autres moyens de traitement applicable à la cure de la folie, a pu

maladies mentales pourrait nous entraîner fort loin ; à rechercher, par exemple, quelle est la *nature* de la folie ? Si elle constitue une maladie *purement morale*, comme l'ont prétendu quelques-uns et notamment un aliéniste contemporain d'une grande valeur et que la science a trop tôt perdu (*) ; ou si elle est à la fois une maladie morale et physique ? Mais ce n'est pas dans une simple note qu'une si grave question peut être examinée. Je me bornerai donc à émettre ici une opinion ; c'est que dans la production de la folie, il y a toujours deux ordres de causes agissant, comme du reste, pour toute autre maladie : 1.º Causes *prédisposantes*, et 2.º Causes *efficientes* ou *occasionelles*. Les causes prédisposantes sont essentiellement : l'hérédité, la constitution, le tempérament, la *nervosité*, qu'on nous passe cette expression, par laquelle nous entendons, l'irritabilité, *l'impressionnabilité*, la *passiveté*, en un mot du sujet. Les causes efficientes ou occasionelles sont tous les autres agents *physiques* ou *moraux* qui viennent s'ajouter à la prédisposition pour la mettre en jeu. Par exemple : qu'un individu reçoive un coup ou fasse une chute sur la tête et que la folie se déclare ; voilà, certes, dira-t-on, une cause *bien évidemment physique*. Oui, mais sans la cause prédisposante la folie n'eût pas éclaté, sans doute ; car chez un autre individu le même coup, la même chute, pourront bien n'être pas suivis du même résultat, si la prédisposition manque. Il en est de même des causes *dites morales* ; que doit-on conclure de ceci ? C'est qu'il n'y a pas de causes *purement physiques* ou *morales*, mais seulement des causes *mixtes* dans la production de la folie, causes mixtes dans lesquelles c'est tantôt un élément moral, tantôt un élément physique, quelquefois, *souvent même*, physique et moral tout ensemble, qui est l'agent par lequel la prédisposition a été mise en jeu. Mais l'observation des malades, la pratique journalière de la médecine spéciale des aliénés démontrent de la manière la plus incontestable que dans les causes *toujours mixtes* qui produisent la folie, il y en a un nombre considérablement plus grand où c'est l'élément moral qui domine, que de contraires ! et l'on arrive ainsi à une conclusion diamétralement opposée à celle du statisticien dont nous avons parlé plus haut, et à reconnaître que cette distinction en causes *physiques* et causes *morales* est purement spéculative, nullement fondée sur l'observation et la pratique, et que, par conséquent, elle doit être rejetée. Je ne fais qu'énoncer aujourd'hui cette opinion que je me réserve de discuter plus amplement ailleurs.

Pour en revenir à mon sujet que j'ai un peu perdu de vue par cette digression, j'ajoute que je reste tellement pénétré de cette conviction *que le travail constitue le meilleur, le plus puissant moyen de traitement* à employer dans la curation de la folie ; que, dès à présent, je serais tenté d'ériger cette vérité ou du moins cette conviction en principe, et d'en faire un axiôme ainsi conçu : « Tout aliéné

(*) Notre compatriote et ami le docteur Leuret, de Nancy, médecin en chef de Bicêtre, auteur du *Traitement moral de la Folie*, mort prématurément à l'âge de cinquante-un ans, victime de son zèle, de son dévoûment pour les aliénés et e sa trop sensible organisation.

paraître *exagérée* ou trop *exclusive* à quelques hommes éminents dont je respecte infiniment l'autorité et les lumières, cela tient probablement à ce que cette opinion a été *incomplétement* formulée et, dès lors, *imparfaitement* comprise.

Veuillez seulement aussi me permettre, Monsieur le Préfet, de vous exposer ici, en aussi peu de lignes que possible, les résultats et les quelques progrès que nous

» *curable* qui ne travaille pas perd les 3/4 de ses chances de guérison.
» Tout aliéné *incurable* qu'on n'emploie pas au travail est destiné à
» devenir la plus dégradée et la plus misérable des créatures. » Il est difficile de se faire, en effet, une idée de l'abrutissement moral, de la dégradation intellectuelle dans lequels sont tombés un certain nombre d'aliénés *incurables* qui nous arrivent dans cet état et chez lesquels toute habitude de travail étant depuis longtemps perdue ; il devient extrêmement difficile, sinon entièrement impossible de faire renaître quelqu'aptitude, quelque goût pour le travail. Ces êtres malheureux et dégradés sont véritablement bien au-dessous de la brute sous tous les rapports, même sous celui de l'instinct de la propreté et constituent ce qu'on appelle les *gâteux* dans un asile d'aliénés.

Qu'on veuille bien remarquer que je n'exclus aucune espèce de travail, et que tout en accordant la préférence *au travail des champs*, je reconnais que le travail industriel, le travail *intellectuel même* peuvent être appliqués avec succès, mais avec quelque réserve, *surtout* le travail *intellectuel*, le seul, dira-t-on, qui puisse être employé avec une certaine classe de malades, mais qui, selon nous, peut toujours être remplacé avec avantage par un travail manuel, même dans la classe aisée, en y mettant de la patience et de la persévérance. Nous avons, en effet, l'exemple d'un assez grand nombre de malades de cette classe qui jamais n'avaient *travaillé qu'avec leur intelligence* et qui se sont mis au travail des champs ou industriel avec beaucoup de succès et d'avantage pour leur santé et leur guérison. Nous ne saurions trop le répéter, donc : nous accordons de beaucoup la préférence au *travail des champs* sur tout autre, parce qu'il est celui qui réveille chez les malades le plus de sensations douces et salutaires, par la vue et l'aspect continuel des grands et beaux spectacles de la nature; parce qu'il *repose* le système nerveux en *fatiguant* le système musculaire, comme nous l'avons dit déjà dans notre rapport de l'an dernier, et parce qu'en définitive, il procure le sommeil, la première et la plus essentielle des conditions pour guérir, et *sinon pour guérir, du moins pour vivre*. Je formulerai donc aujourd'hui, ainsi qu'il suit, mon opinion en une proposition qui résume toute ma pensée sur cet objet : « Le travail, *celui des*
» *champs surtout*, bien réglé, bien appliqué, convenablement dirigé,
» en un mot, c'est-à-dire *médicalement* et *scientifiquement*, le travail,
» dis-je, constitue non seulement le meilleur, le plus puissant, le
» plus efficace des moyens à employer dans le traitement de la folie,
» mais aussi le plus applicable et le plus approprié à toutes les
» formes et à toutes les périodes de cette cruelle maladie, sinon
» pour la *guérir toujours* (ce qui serait une prétention absurde), du
» moins *toujours* pour améliorer le sort et la santé des malades. »

Et si, ainsi formulée, mon opinion trouve encore, pour un motif, quel qu'il soit, des critiques et des contradicteurs, eh bien, je la défendrai! et c'est avec des observations nombreuses, authentiques, irrécusables, que je serai en mesure de la défendre.

avons pu constater relativement au travail des aliénés dans l'année dont je vous rends compte. Du 1.er janvier au 31 décembre 1851, nous avons réalisé une somme de **29,904** journées *complètes* de travail, constatées de la manière indiquée dans mon Rapport de l'an dernier ; c'est-à-dire à l'aide de *tableaux journaliers* dressés *ad hoc* et indiquant le nombre *exact* d'heures que chaque aliéné a consacrées au travail, pour en faire ensuite des journées variables en longueur suivant les saisons. Ces tableaux, continués avec le plus grand soin et la plus scrupuleuse exactitude jusqu'à ce jour, me permettent de vous donner également le chiffre des journées effectuées pendant les six premiers mois de 1852, et ne peuvent laisser aucun doute sur la précision et la sincérité de nos calculs. Le nombre de ces journées réalisées dans les six premiers mois de 1852 s'élève à...................... 14,458

Ainsi, dans une période de dix-huit mois, nous avons pu obtenir un nombre total de journées de   44,362

Tandis que l'an dernier, dans les dix mois notés depuis octobre 1850 jusqu'en juillet 1851, le nombre des journées n'avait été que de...... 17,272

Vous voyez donc qu'il y a progrès, Monsieur le Préfet, dans ce sens ; et cependant l'organisation, la régularité du travail laissent encore beaucoup à désirer, du côté des femmes principalement. J'espère que nous arriverons enfin dans cette section à des résultats meilleurs et à peu près aussi satisfaisants que ceux obtenus dans la section des hommes ; mais il faudra, pour cela, de la patience, de la persévérance et même de la ténacité.

Sur une population de 150 hommes environ que renferme en ce moment l'Asile, plus de 100 travaillent *régulièrement* et *quotidiennement* au-dehors de la maison à toutes sortes de travaux agricoles et ouvrages de terrassements, remblais, etc. Malheureusement, je ne saurais trop le répéter et le répéterai sans cesse, les éléments *du travail des champs* nous manquent, parce que nous ne possédons pas assez de terrains ; et la plupart du temps, la plus grande partie de l'année même, pour ne pas laisser dans l'inaction et l'engourdissement les bras de nos travailleurs, nous les employons, faute de meilleure occupation, à aller au loin et avec des brouettes chercher de la terre sur les grandes routes ; ce qui a le double inconvénient de mettre nos malades trop en communication et en rapport presque constant avec le public, avec les curieux qui les excitent ou s'en amusent, et en outre, d'employer à un travail presque aussi inutile pour la maison que peu profitable pour eux-mêmes, des travailleurs qu'on pourrait occuper si utilement pour eux et la maison, à la culture de la terre, à l'exploitation d'une ferme, par exemple. Je ne cesserai de déplorer cet état de choses tant qu'il n'y sera pas porté remède et qu'il n'aura pas été annexé à l'Asile des terrains suffisants pour occuper constamment les malades à ce genre de travail, préférablement à tout autre, plus encore assurément dans l'intérêt réel de leur santé et de leur guérison, que dans le but de procurer des bénéfices à l'établissement.

J'ai eu l'honneur, Monsieur le Préfet, de vous entretenir dernièrement de cette nécessité, lors de votre visite à l'Asile. Vous l'avez parfaitement comprise, et vous m'avez paru entièrement disposé à seconder mes vues et à encourager mes projets à cet égard. J'ose donc espérer que dans un temps peu éloigné, nous posséderons les éléments du travail qui nous ont fait défaut jusqu'à présent, et qu'à dater de ce moment, une nouvelle ère de prospérité pour l'Asile et surtout de bien-être pour les malades confiés à nos soins s'ouvrira devant nous.

Je crois inutile et superflu, Monsieur le Préfet, d'entrer dans de plus amples et nouveaux détails et de répéter ici ce que j'ai dit dans mon Rapport de l'an dernier, c'est-à-dire : de vous énumérer tous les genres d'occupation auxquels, indépendament du travail des champs, sont employés nos malades des deux sexes, de vous entretenir longuement des résultats divers et des produits de tous genres que nous avons obtenus, améliorés et augmentés comparativement à ceux de l'an dernier. Qu'il me suffise de vous affirmer que notre zèle ne s'est pas ralenti sous ce rapport, et que, de même que ma conviction profonde à l'égard de la prééminence du travail sur tous les autres moyens de traitement applicables à la curation de la folie, ne s'est ni modifiée ni affaiblie, de même mes efforts et ma persévérance dans cette voie ne tendent qu'à s'accroître et s'affermir chaque jour davantage, quelque puissent être les critiques et les contradictions qu'une telle manière de voir doive me susciter, pénétré que je suis de l'importance de la question que je traite, de la bonté de la cause que je défends et de l'influence heureuse qu'elle peut avoir sur nos pauvres malades ! (1)

(1) Qu'on veuille bien le croire, du reste, nous n'avons pas la prétention de nous poser en *novateur* ni en *réformateur*. La question du travail des aliénés a été depuis longtemps posée et résolue. Les hommes éminents qui ont introduit le travail dans le traitement de l'aliénation mentale en ont compris dès l'origine toute l'importance et toute la valeur, et, dès l'époque où M. Ferrus, alors médecin en chef de Bicêtre, conçut et réalisa la pensée de fonder la ferme Sainte-Anne et d'en faire une succursale *agricole* de Bicêtre, dès cette époque (il y a plus de vingt ans de cela), la question du travail appliquée en grand et sur une vaste échelle,

Ecole de musique.   Jusqu'à présent, j'ai omis de parler, dans mes précédents Rapports, de notre école de musique et des résultats qui ont été obtenus de cette institution dans l'Asile de Saint-Dizier.

Je voulais, avant de me prononcer définitivement sur l'influence et l'efficacité de l'introduction de la musique, comme moyen de traitement ou de récréation, dans une maison et un service d'aliénés, être bien éclairé, bien édifié sur l'importance et la puissance réelles de cet agent dont on a beaucoup exagéré, je crois, dans d'autres temps et dans d'autres lieux, les bons effets et les véritables résultats.

Témoin et, je crois pouvoir le dire, acteur un peu trop enthousiaste peut-être, dans les premiers essais de ce genre, tentés, il y a près de quinze ans, dans un des plus importants services d'aliénés de la Salpêtrière, j'ai pu assister et prendre une part assez active aux succès plus ou moins réels, plus ou moins contestables qui, dès cette époque, ont été obtenus ou constatés comme tels dans les grands établissements d'aliénés de la Capitale. Eh bien! je le déclare en toute franchise et en toute sincérité, aujourd'hui, après quinze années d'examen, de pratique et de séjour continuel au milieu des aliénés et sans cesse en contact avec eux, je crois qu'on a beaucoup trop vanté, beaucoup exagéré la bonté des effets que peuvent avoir le chant et la musique, *même dans certaines formes de maladies* mentales à l'égard de *certaines classes de malades.* Je crois que l'abus peut toucher de très près à l'emploi de ce moyen dans certains cas d'aliénation, et que de même que dans tout autre travail ou occupation *intellectuelle* à l'usage des aliénés, il faut, pour appliquer celui-ci, un tact très délicat, une grande réserve et une *extrême modération.* En un mot, je crois que la musique, et principalement la musique vocale, le *chant*, peuvent être utilement employés à l'égard d'un certain nombre d'aliénés placés dans des conditions particulières, mais seulement à titre de distractions, de jeux et de délassements, comme les promenades, la lecture,

comme on ne l'avait encore pas fait, en France du moins, fut jugée. Nous le répétons donc, nous n'avons pas la prétention de rien *introduire*, de rien *inventer;* nous n'aspirons à d'autre mérite que celui de pratiquer modestement et d'élargir la voie qui nous a été si heureusement indiquée et ouverte par nos maîtres, en nous consacrant avec persévérance à l'examen, à la culture et au perfectionnement, s'il est possible, de cette méthode de traitement, ou, si l'on aime mieux, de cette importante branche du traitement de l'aliénation; bien que, selon nous, cette *branche* constitue la partie essentielle, celle qui doit servir de base et de fondement à une doctrine, à une *méthode* de traitement des maladies mentales, nous ne craignons pas de le dire.

la déclamation, la danse, le dessin, les représentations
théâtrales et autres amusements de toute espèce, et non
d'une manière générale et habituelle, comme le travail
agricole et industriel.

Peut-être objectera-t-on (et je ne me le dissimule pas
à moi-même) que mon opinion tient probablement à ce
que je n'ai guère à faire qu'à une classe de malades, les
indigents, peu accessibles et peu sensibles en général à la
puissance de la musique, et que, dès-lors, je n'ai pu être
à même d'en bien observer les effets? Oui, je l'accorde,
mais le contraire n'arriverait-il pas, c'est-à-dire, ne
pourrait-on pas craindre de voir des effets trop marqués
se produire, si on avait affaire à des organisations qui,
loin d'être réfractaires, seraient trop sensibles à la
musique ?

Quoi qu'il en soit, l'expérience de la musique a été faite
et introduite dans l'Asile de St-Dizier, et, de ce côté, nous
sommes au niveau de beaucoup d'autres établissements.

Une école de chant a été instituée, il y a six ans bientôt,
par les soins d'un de mes prédécesseurs et à la recom-
mandation *très vive* et *très pressante* de M. Romieu, alors
préfet de la Haute-Marne. Depuis cette époque, cette
école a fonctionné régulièrement; l'habile maître qui la
dirige donne trois fois par semaine des leçons aux malades
des deux sexes et alternativement. Des répétitions générales
ont lieu de temps en temps entre les hommes et les femmes
réunis, sans qu'aucun inconvénient résulte de ce mélange
momentané des sexes, et, en définitive, des chœurs de
voix d'hommes et de femmes se font entendre avec assez
d'harmonie et de précision à la chapelle, les jours de fêtes
et dimanches; et, comme j'ai déjà eu l'honneur de vous le
dire dans une autre partie de ce Rapport, on pourrait
oublier, un instant, qu'on se trouve au milieu d'une population de malheureux privés de raison, en entendant l'accord et l'harmonie satisfaisants avec lesquels sont exécutés
ces chants d'église par ces pauvres musiciens.

Tels sont tous les résultats obtenus de ce côté, mais
enfin c'est quelque chose.

Dans les grandes journées de la belle saison, des promenades au-dehors et à des distances de deux et trois
lieues quelquefois sont organisées, auxquelles prennent
part au moins 100 aliénés à la fois. Ces promenades, vive-
ment désirées par la plupart des malades, s'exécutent au
son du tambour et s'accomplissent toujours sans aucun
accident ni inconvénient. Il est tout à fait rare et exceptionnel qu'un aliéné cherche à s'évader dans ces excursions,
qui procurent aux malades d'agréables et salutaires dis-

tractions en les mettant en rapport avec le monde exté-
rieur et en rompant ainsi l'uniformité et la tristesse inséparables de leur demeure habituelle, que beaucoup d'entr'eux
considèrent comme une *prison*, parce qu'ils y ont été
amenés par la gendarmerie Ces promenades donc, tout
en leur prouvant qu'ils ne sont considérés ni comme des
criminels ni comme des prisonniers, leur procurent d'a-
gréables et douces émotions, les mettent ainsi en contact
avec le monde et la campagne dont la vue les réjouit et
dans lesquels un certain nombre doivent rentrer, et laissent respirer à tous un air de *liberté apparente* dont ils sont
très heureux. Ces promenades encore remplacent les travaux interrompus les jours de fête et dimanches, et sont
destinées à remplacer aussi le travail dans ses effets sur le
sommeil des malades. Car j'ai remarqué souvent, dans
mes rondes de nuit, que les jours de fête et dimanches,
non employés à la promenade, étaient suivis, pendant
les nuits qui leur succèdent, de beaucoup plus de bruit,
d'agitation et d'insomnies dans les dortoirs des malades,
que les jours où ceux-ci ont été envoyés aux travaux ou à
la promenade. En effet, ces courses assez longues, en
général, occasionent une fatigue légère, mais suffisante
pour procurer le sommeil et agir dans le même sens que
le travail des jours ordinaires de la semaine. Elles ont
donc un double but et un double résultat satisfaisants.

Telles sont, Monsieur le Préfet, les circonstances principales du service sur lesquelles je devais appeler votre
attention, tels sont les résultats et les faits accomplis dans
les divers services pendant l'année dont j'avais à vous
rendre compte dans ce rapport annuel. Mais si j'ai à me
féliciter et à m'applaudir quelque peu de ma faible coopé-
ration dans l'accomplissement et la réalisation de ces per-
fectionnements et améliorations apportés dans les divers
services, je suis heureux, très heureux surtout, de déclarer ici, comme c'est, du reste, mon devoir de le faire,
qu'ils sont dus principalement et essentiellement au con-
cours empressé, bienveillant et éclairé que m'a toujours
prêté la commission de surveillance; à l'unité, à l'harmonie parfaites de vues et d'intentions qui ont toujours
régné entre la direction et cette commission, dont les
honorables membres, toujours pleins de zèle, de dévouement et d'activité, malgré la multiplicité de leurs
séances, n'ont, comme nous-même, qu'un seul but, une
seule et même pensée, l'amélioration du sort de nos pauvres aliénés et la prospérité d'un établissement digne de
l'intérêt général.

Je me plais à leur en témoigner ici toute ma reconnaissance.

II.e PARTIE.

Besoins actuels de l'Asile pour compléter son organisation et son développement définitifs.

Il me reste maintenant, Monsieur le Préfet, pour terminer ce long, *trop long* Rapport, peut-être, à vous exposer aussi rapidement que je le pourrai, les besoins actuels de notre Asile et ce qui reste à faire pour compléter dans l'avenir son organisation, en lui donnant tous les développements dont il est encore susceptible.

Dans mon Rapport de l'an dernier, ainsi et surtout que dans mon Rapport de l'année qui a précédé, j'ai longuement examiné et démontré la nécessité absolue, l'urgence extrême qu'il y a de reconstruire entièrement le quartier des hommes, pour le rendre habitable, sain et commode, et aussi pour le mettre en harmonie de construction avec celui des femmes. Je ne pense pas avoir besoin de revenir là-dessus, aujourd'hui, ce serait inutile et superflu, d'autant plus que depuis cette époque des plan et devis ont déjà été mis sous vos yeux pour cet objet, que vous avez donné votre assentiment sur la convenance qu'il y a de s'occuper de ces constructions le plus tôt possible, et qu'il ne reste plus qu'à les soumettre à l'avis du conseil général.

Je me bornerai donc à vous prier instamment, aujourd'hui, de vouloir bien entretenir le conseil général de cet objet dans la session prochaine, afin que ces travaux puissent être mis en adjudication à la fin de cette année et commencés dans leur exécution au printemps prochain.

La buanderie, qui se trouve placée dans ce quartier, devra nécessairement être reportée ailleurs, c'est ce qui a été décidé. Des plan et devis dressés par M. l'architecte du département ont été examinés et approuvés par la commission de surveillance dans sa séance du 7 juin dernier. Ces plan et devis ont été renvoyés le 8 dudit mois de juin à M. le Sous-Préfet, avec prière de les transmettre le plus tôt possible à votre approbation, afin que ces travaux puissent être exécutés cette année même ; jusqu'à ce jour, rien n'a encore été renvoyé à cet égard, et il serait très désirable cependant que cette affaire pût recevoir une prochaine solution par les motifs que j'ai longuement exposés dans mes Rapports précédents : l'insalubrité et l'infection apportées dans les habitations des malades, et dans toute la maison, du reste, par le voisinage de cette buanderie. J'ai l'honneur de vous prier instamment, Monsieur

Quartier des hommes.

Buanderie.

le Préfet, de vouloir bien hâter le plus possible l'expédition de cette affaire.

Terrains à annexer à ceux de l'Asile.

Je persiste complétement dans l'opinion exprimée dans mon Rapport de l'an dernier, à savoir : qu'avant de songer à recevoir et à traiter dans l'Asile de Saint-Dizier ce que nous n'y avons pas encore, c'est-à-dire des *pensionnaires*, il est plus essentiel et plus logique de chercher à conserver et à traiter convenablement, *et pour le mieux*, ce que nous avons, c'est-à-dire des *indigents*, ceux pour lesquels d'ailleurs les Asiles publics d'aliénés ont été *essentiellement institués*. Or, ce que je disais l'an dernier, je le répéterai cette année : le meilleur moyen de *traiter* et de *guérir* les aliénés, c'est de les faire travailler, de les *faire travailler dans les champs et en plein air surtout*.

Pour arriver à ce résultat, il faut des éléments de travail, et nous en manquons essentiellement, comme j'ai déjà eu l'honneur de vous l'exposer dans plusieurs passages de ce Rapport. Il est donc inutile de le répéter encore.

Dans la visite que vous avez faite de toutes les parties de l'Asile, le 6 juin dernier, vous avez bien voulu, à ma prière, prendre la peine de vous rendre sur les lieux mêmes pour examiner avec moi la convenance qu'il y aurait à annexer aux terrains de l'Asile une pièce de terre attenant à ceux-ci et qui n'en est séparée que par une haie. Ce terrain, enclavé dans ceux de la maison, est un de ceux dont l'acquisition lui convient le mieux en raison de sa proximité et de sa disposition. Toutefois, cette adjonction sera bien insuffisante encore pour remplir tous nos besoins; mais en attendant mieux, nous serons toujours heureux de ce léger agrandissement, dont je vous ferai prochainement l'objet d'une proposition formelle. Un peu plus tard, j'aurai l'honneur de vous proposer l'acquisition d'autres terrains sur une plus vaste échelle; car je place en première ligne aujourd'hui la nécessité d'agrandir considérablement, dès à présent, nos terrains et d'accroître par-là principalement les éléments du bien-être de nos malades et de la prospérité de l'établissement.

Pensionnat.

En deuxième ligne, parmi les besoins actuels de l'Asile, je placerai donc maintenant la création d'un pensionnat destiné à recevoir des malades placés volontairement par les familles à des prix divers, mais toujours supérieurs à ceux payés par les départements pour les indigents. Cette question de la création d'un pensionnat dans l'Asile de Saint-Dizier, non seulement a été traitée avec quelques développements par moi dans mes Rapports des deux années précédentes, mais aussi a été examinée déjà et approfondie avec beaucoup de soin et de talent par les habiles confrères qui m'ont précédé dans la direction de l'Asile. Je crois donc n'avoir besoin de rien ajouter aujourd'hui à tout ce qui a été dit depuis plusieurs années sur cette grave question qui intéresse à un si haut point l'avenir et la prospérité de l'Asile, et surtout les finances du département, si ce n'est que je persiste complétement à cet égard encore dans la manière de voir exposée dans mon précédent Rapport, c'est-à-dire que la création d'un pensionnat comblerait une lacune très regrettable dans l'Asile de Saint-Dizier qui, tous les jours, est obligé de refuser des pensionnaires offerts par les familles aisées, soit du département de la Haute-Marne, soit de l'Aube, soit même d'autres localités. Que c'est à la création et à l'existence de pensionnats que les asiles publics d'aliénés qui nous environnent, Châlons, Fains, Mareville, Stephansfeld, Dijon, pour ne citer que les plus rapprochés, ont dû l'état de prospérité dont ils jouissent et la grande extension qu'ils ont pu donner à toutes les parties de leurs divers services ; que c'est au moyen des pensionnats que les asiles publics, suivant une expression consacrée en quelque sorte dans le langage et par l'expérience, ont pu *battre monnaie* au profit des indigents en procurant des bénéfices qui ont permis de bâtir ou d'approprier pour ceux-ci des constructions en rapport avec leurs besoins et les exigences d'un tel service ; en un mot que c'est à l'aide des économies et des bénéfices réalisés sur les prix de pension des aliénés de la classe aisée et au moyen du travail des aliénés indigents, que les établissements publics de ce genre doivent suffire désormais, avec un prix de journée *très modéré* dès à présent, et qu'il sera possible de réduire très notablement encore de jour en jour, à toutes leurs dépenses *ordinaires* et *extraordinaires*. Des plan et un devis, s'élevant à 52,000 fr., ont été dressés, il y a plus de quatre ans déjà, pour cette création. Ces plan et devis sur lesquels j'ai été appelé par un de vos prédécesseurs à donner mon avis, comportent peut-être quelques modifications et additions qui ont fait l'objet d'un Rapport supplémentaire que j'ai adressé à M. Combes-Sieyès en 1850. Ces plan et devis ainsi modifiés pourraient être mis prochainement à exécution sur l'emplacement très convenable et très bien approprié qui a été dans le temps désigné et choisi pour cela ; l'état financier de l'Asile permettrait d'entreprendre et de payer ces travaux avec ses propres ressources, sans rien demander au département et dans un temps très rapproché, après l'acquisition et le solde des terrains dont j'ai parlé et que je place en première ligne, si une circonstance dont j'aurai l'honneur de vous entretenir, en terminant mon travail, ne devait nous apporter malheureusement quelque gêne et, peut-être, un grand obstacle dans leur entreprise et leur exécution. Mais *peut-être* aussi, du moins je l'espère, n'éprouverons-nous pas toutes les difficultés qui, depuis longtemps, ont été craintes et prévues de ce côté ?

Quoi qu'il en soit, et pour terminer ce qui est relatif à ce sujet, je le répète, la création d'un pensionnat comblerait une des plus importantes et des plus regrettables lacunes dans l'organisation et le développement définitifs de l'Asile de St-Dizier, et il est très désirable, dans l'intérêt de tous, de l'Asile, des malades, comme du département lui-même, que cette lacune soit remplie le plus tôt possible.

Quatrième division à établir.

Comme j'ai eu l'honneur de vous l'exposer déjà dans une autre partie de ce Rapport, au moyen de la destruction de la plus grande partie de nos anciennes et affreuses loges ou cabanons, nous avons pu, ou, pour mieux dire, nous pourrons bientôt créer une 3.e division (il n'y en avait eu que deux jusqu'à présent) et établir ainsi déjà une sorte de classement parmi nos malades, suivant l'état mental dans lequel ils se trouvent ; ce qui est si nécessaire, si indispensable même dans un asile d'aliénés, tant sous le rapport des chances et de la consolidation de la guérison que sous le rapport de l'ordre, de la tranquillité, et même de la sécurité de tous les habitants d'une maison de ce genre ; mais, comme je le disais dans mon Rapport de l'an dernier, cela ne peut suffire encore, et, pour qu'un asile d'aliénés puisse offrir quelque commodité, quelque *sécurité* sous ce point de vue, il est de toute nécessité que *quatre divisions* au moins pour chaque sexe puissent y être établies. Je dis *quatre au moins*, car conformément aux principes et aux idées d'un homme très compétent dans cette matière, M. le docteur Parchappe, inspecteur général des aliénés, ce ne serait pas *quatre*, mais *huit* sections qu'il faudrait dans un asile d'aliénés pour obtenir un classement parfaitement complet et méthodique parmi les malades. Mais ces principes émis par M. Parchappe et qui, assurément, sont très bons, excellents même à suivre dans la *fondation* et la *construction* des asiles d'aliénés *à édifier de toutes pièces*, ne pourront jamais être appliqués dans toute leur étendue à l'Asile de St-Dizier, qui n'a pas été fondé ni construit, mais seulement *approprié* pour l'usage auquel il sert, et qui, se trouvant enveloppé de tous côtés par des cours d'eaux, d'une part la Marne, de l'autre le canal des Moulins, n'offre pas la possibilité de grands développements et de nouvelles constructions un peu con-

considérables et étendues. Bornons-nous donc, dans la situation forcée où nous sommes placés, à la recherche et à la réalisation de ce qui, sans être impossible et inexécutable, est rigoureusement nécessaire et indispensable.

Depuis l'année dernière, époque à laquelle j'ai émis le vœu et indiqué la nécessité d'établir une 4.e division, je me suis livré avec soin et attention à l'étude et à l'examen des moyens à employer pour arriver à l'édification de cette 4.e division, et, comme je le disais dans mon Rapport précité, j'ai reconnu la possibilité et même la facilité d'exécution de ce projet du côté des femmes. En effet, le jardin potager placé au midi, sur le bord de la Marne, et qu'on a gagné en très grande partie depuis quelques années sur le lit même de cette rivière, offrira un emplacement très convenable pour la construction d'un beau quartier et d'un magnifique préau pour les femmes convalescentes ou en voie de guérison, quartier et préau dont l'aspect pourra être très agréablement ménagé sur la Marne, sur la campagne riante qui longe les bords de cette rivière et sur le grand pont placé à l'entrée de la ville par la route de Joinville. Ces sites et aspects seront en rapport et conformité très convenables avec la classe de malades destinés à l'habiter, qui étant sur le point d'être rendus à la liberté et à la vie ordinaires, se trouveront ainsi graduellement préparés par cette vue, et en quelque sorte par ce contact continuel des choses du dehors, à leur rentrée dans le monde, sans transition trop brusque, toujours à craindre pour des organisations si délicates, rendues plus impressionnables encore par un séjour plus ou moins prolongé dans l'Asile, et par l'habitude qu'ils y ont contractée, en quelque sorte, d'y être à l'abri et dans l'isolement des émotions et des contrariétés inséparables de la vie de société.

Ce besoin d'établir un quartier de *convalescence* devient indispensable et de la plus urgente nécessité, car il est déplorable de voir des malades *guéris,* ou sur le point de l'être, exposés à tous les inconvénients qui résultent pour eux du contact et du mélange continuel avec les autres malades dont la vue et le voisinage peuvent sans cesse entraver leur guérison ou amener leur rechute, sans compter tous les autres inconvénients et désagréments attachés à une telle confusion.

Du côté des hommes, quelques difficultés se présenteront pour l'exécution et l'édification d'un semblable quartier, attendu que le canal des Moulins longe les bâtiments dans toute leur étendue, et que l'empellement de décharge s'oppose à tout développement en arrière également. Toutefois, on pourra, en prolongeant jusqu'à la boulangerie le grand bâtiment qui longe le canal, trouver là l'emplacement d'un quatier très suffisant, mais auquel il devient impossible d'annexer aucune cour ni préau, à moins qu'au moyen d'un pont couvert jeté sur le canal, on ne fasse communiquer ce bâtiment avec un préau qu'on établirait de l'autre côté du canal, dans les terrains situés au levant, et qui appartiennent également à l'Asile, sauf la servitude d'un chemin qui sera *peut-être* établi là, comme j'aurai l'honneur de vous l'exposer un peu plus loin. De cette façon, et sauf, je le répète, l'*éventualité* du chemin auquel je viens de faire allusion, on pourrait trouver là également l'emplacement très convenable d'un quartier de convalescents, ayant l'aspect au levant et la vue admirable de la campagne et des coteaux qui bornent l'horizon, assez étendu, du reste, dans la direction de la route et des bois d'Ancerville.

Création ou acquisition d'une ferme. Lorsque toutes les constructions et améliorations dont je viens de parler seront réalisées, il ne restera plus pour compléter l'organisation définitive de l'Asile de St-Dizier, et lui donner, selon nous, tout le développement dont il est susceptible, et dont il a besoin pour sa prospérité future, qu'à lui annexer une ferme, dont la création ou l'acquisitiou dans un rayon peu éloigné de l'établissement ferait assurément le complément le plus désirable et le plus avantageux, sous tous les rapports, de ceux que je viens d'énumérer. Une ferme annexée à l'Asile de St-Dizier, comme l'a été il y a longtemps celle de Ste-Anne à l'hospice de Bicêtre, une ferme peu éloignée de notre établissement, et, comme j'en ai déjà aujourd'hui l'assurance, il serait facile d'en créer ou d'en acquérir une dans notre voisinage, cultivée et exploitée *par les seuls bras de nos travailleurs,* comme dès ce moment je puis assurer et garantir de le faire, serait un bienfait pour nos malades, un honneur et une source de richesses pour l'Asile, aussi bien que de profits et d'économie pour le département, et placerait désormais notre établissement au niveau et au premier rang des établissements de la France et de l'étranger, les plus complets et les mieux organisés.

J'ai l'espoir qu'un jour, peu éloigné peut-être, nous pourrons voir ce vœu ou plutôt ce projet se réaliser, et nous serons très heureux si nous avons pu participer quelque peu à sa réalisation.

Ainsi, pour résumer en quelques lignes les améliorations à introduire et les besoins à satisfaire, afin d'arriver a l'organisation complète et définitive de l'Asile, il faut :

1.º Elever et assainir le quartier actuel des hommes, en déplaçant et reportant au-dehors la buanderie, conformément aux plan et devis dressés par M. l'architecte ;

2.º Acheter des terrains suffisants pour occuper utilement tous les bras de nos aliénés ;

3.º Créer et instituer un pensionnat destiné à recevoir des aliénés de la classe aisée ;

4.º Établir une 4.ᵉ division pour chaque sexe, de manière à pouvoir classer convenablement nos malades et augmenter en même temps notre population ;

5.º Annexer à l'asile une ferme qui permette d'appliquer sur une large échelle les travaux agricoles à la cure de nos aliénés, en l'exploitant par leurs bras seuls ;

6.º Enfin institution d'une société de patronage pour les aliénés sortant guéris.

Mais où prendrez-vous, dira-t-on, tout l'argent nécessaire à d'aussi vastes, peut-être même pourra-t-on dire à d'aussi *chimériques* projets?

A cette question, je ferai la même réponse que l'an dernier. « Je ne demanderai d'autre argent, d'autres ressources que celles de nos prix de journées tels qu'ils sont actuellement fixés *pendant quelques* années encore, et celles du travail de nos malades, lorsqu'on m'aura fourni les moyens de les occuper aussi *grandement* et *utilement* que je le demande. »

J'ai, du reste déjà, dans la première partie de ce Rapport, répondu par des chiffres *non fictifs, non spécieux*, mais par les chiffres mêmes du receveur de l'Asile et établis dans mon compte administratif ; et là il ne peut y avoir ni *fiction* ni *roman* ; c'est du positif.

A mon entrée en fonctions (31 décembre 1849), j'ai trouvé un boni réalisé par mon prédécesseur sur les années précédentes de la somme de 16,763 fr. 81 c.

Dans les deux années 1850 et 1851, nous avons *payé* pour *dépenses extraordinaires* une somme de   39,185 45

Et au 31 mars dernier, nous avions un boni de..   40,156 53

                  Total..........   79,341 98

Duquel total, si nous déduisons le boni que nous avons trouvé en entrant en fonctions, ci   16,763 81

                  Reste..........   62,578 17

Il résulte que dans deux années nous avons pu obtenir un *excédant de recette* de la somme de 62,578 fr. 17 c. sur la *dépense ordinaire* et que nous aurions aujourd'hui un boni de cette dernière somme *réalisée en deux seuls exercices,* sans les dépenses *extraordinaires* que nous avons soldées dans ces deux années.

Mais alors pourquoi, pourra-t-on dire encore, puisque vous êtes si riches et dans une telle voie de prospérité,

pourquoi ne pas diminuer de suite les charges du département, en réduisant, dès à présent, le prix de journée des
aliénés de la Haute-Marne?

A ceci la réponse sera facile encore : 1.º parce que,
jusqu'à présent, nous n'avons rien gagné; au contraire,
je l'ai prouvé par le calcul du prix de *revient*, sur le prix
de journée payé par la Haute-Marne qui est un des plus
faibles de tous les départements de la France; 2.º parce
que ce n'est qu'à la condition que nos prix de journées
resteront tels qu'ils sont aujourd'hui fixés pendant quelques années encore (à moins d'éventualités imprévues et
rares), que nous pourrons réaliser avec nos propres ressources et sans aucune subvention du département en-dehors de ces prix de journées, toutes les améliorations et
agrandissements que nous avons énumérés plus haut.

Mais qu'on veuille bien nous permettre, *avec nos propres
fonds*, de donner à notre établissemént le développement
que nous avons indiqué et tel qu'il puisse recevoir bientôt
quatre cents aliénés *indigents ;* qu'on veuille bien nous laisser *toujours avec nos fonds propres d'économie*, ériger prochainement notre pensionnat de manière à lui permettre
de recevoir quarante à cinquante pensionnaires de la classe
aisée ; qu'on nous laisse également acquérir assez de terrains pour occuper *utilement* les bras de tous nos travailleurs; et nous croyons pouvoir prendre dès aujourd'hui,
sans *témérité* et *sérieusement*, l'engagement formel et positif
de réduire *notablement*, peut-être de *moitié* d'ici à *peu
d'années*, le prix de journée des aliénés *indigents* de la
Haute-Marne.

Je pourrais, à cet égard, entrer dans de longs développements, et à l'aide de calculs et de chiffres positifs démontrer, de la manière la plus évidente et la plus péremptoire, que ces combinaisons et ces espérances ne re-
posent pas sur des chimères et des utopies; je crois que
c'est superflu et qu'il me suffira de vous dire, Monsieur le
Préfet (ce que du reste vous avez déjà compris et pres-
senti), que c'est au moyen de l'accroissement de notre population dans les limites que nous avons assignées; au
moyen des bénéfices plus grands sur le prix de journée résultant d'une plus grande agglomération d'individus, dans
une juste *mesure* toutefois, et sans nuire surtout jamais au
bien-être de nos malades; que c'est au moyen surtout des
bénéfices obtenus par un pensionnat et enfin par le travail
de nos aliénés qu'il nous est permis de compter sur les
résultats que je viens d'énoncer.

Tel est tout le secret du mécanisme et des combinaisons
à l'aide des quelles nous arriverons certainement à l'état de
bien-être pour nos malades et de prospérité pour notre

établissement, que je crois pouvoir dès aujourd'hui vous promettre.

Malheureusement une question très grave *peut-être* pour l'avenir de l'Asile vient paralyser en quelque sorte la marche croissante de prospérité que je viens de vous faire entrevoir. *Tant que cette épée de Damoclès*, comme l'a dit si pittoresquement un de mes honorables prédécesseurs, restera suspendue sur nos têtes, il faudrait renoncer à tout développement, à tout accroissement, à tout agrandissement de l'asile de St-Dizier!!!

Je veux parler de la transaction en vertu de laquelle la concession d'un chemin, traversant les propriétés de l'Asile, a été faite au propriétaire des Grands-Moulins de Saint-Dizier. J'aborde avec une extrême réserve, mais je crois qu'il est de mon devoir d'aborder cette délicate question, déjà plusieurs fois discutée dans le sein du conseil général. Sans vouloir en aucune façon revenir aujourd'hui sur l'examen et l'appréciation, qui ne m'appartiennent nullement, de la régularité et de l'opportunité de cette transaction, je crois devoir me borner à mettre sous vos yeux, Monsieur le Préfet, les principales et *surtout les dernières phases* de cette affaire, parce que ce sont, je crois, les *seules* sur lesquelles il importe, et il peut y avoir quelque utilité d'appeler votre attention pour arriver à une solution satisfaisante.

En vertu d'une transaction intervenue le 21 juin 1845, entre l'autorité supérieure du département et le propriétaire des Grands-Moulins de Saint-Dizier, il a été concédé à celui-ci, contrairement à l'avis de la commission de surveillance qui s'y est opposée de toutes ses forces, le droit de faire un chemin sur la rive droite du canal des moulins. Ce chemin, de quatre mètres de largeur et de près de cinq cents mètres de longueur, traverse dans tout leur parcours les propriétés, et longe dans toute leur étendue les bâtiments de l'Asile dont il n'est séparé que par la largeur du canal même. Cette servitude, du jour où elle sera imposée à l'établissement, devient onéreuse, gênante, *désastreuse*, disons de suite le mot, pour la maison! Hâtons-nous de dire aussi tout de suite, que jusqu'à ce jour le propriétaire des Grands-Moulins n'a pas usé du droit qui lui a été accordé par la transaction. Cette transaction a été, à plusieurs reprises, l'objet de discussion et de débats assez animés dans le conseil général, et notamment en 1848 et 1849. Depuis cette époque, il n'en a plus été question et, je le répète, les choses en sont restées là sans que jusqu'à ce jour le chemin dont il s'agit ait été établi. En 1848, le conseil général, reconnaissant que le chemin dont il est question constituerait pour l'Asile une servitude très onéreuse dans *l'état actuel*, et un obstacle au développement ultérieur de l'Asile, avait autorisé le Préfet d'alors « *à essayer, par une transaction, de racheter cette servitude, et s'il ne pouvait y réussir, à en poursuivre l'expropriation.* » Il ne fut pas donné suite à cette affaire dans l'intervalle d'une session à l'autre. En 1849, le conseil général, saisi de nouveau de l'examen de la question, émit un nouvel avis en ces termes : « *Maintient sa décision de l'an dernier* (c'est-à-dire l'expropriation, *au besoin*), *dit toutefois que l'exécution en sera ajournée jusqu'à l'époque où l'expérience aura démontré les inconvénients du droit accordé au propriétaire des Grands-Moulins.* »

A quelle époque donc cette expérience sera-t-elle acquise ?

L'expérience a depuis longtemps démontré et consacré ce principe « que l'isolement est la condition *première, fondamentale, sine quâ non,* d'un asile d'aliénés. » L'expérience du passé suffit ; donc celle de l'avenir paraît inutile. Si par *expérience* on a entendu celle qui résulterait du chemin lui-même, du chemin plus ou moins *fréquenté*, de la manière dont ce chemin serait construit, des moyens qu'on pourrait employer plus ou moins efficacement pour en atténuer les inconvénients, pour empêcher les aliénés de s'évader, d'être mis en communication avec le public, etc., etc., etc. A cela on peut répondre, d'une part, que quelques soins qu'on y mette, quelques moyens qu'on emploie, on ne parviendra jamais, je ne dirai pas à *annihiler*, mais à atténuer et à amoindrir beaucoup les inconvénients de toute sorte qui doivent résulter de ce passage, malgré toute la réserve et la mesure qu'on mettra à en user. C'est ce qu'il est aisé de comprendre, par la connaissance, par l'examen et même par la plus simple inspection des lieux ; d'autre part, que l'expropriation sera probablement beaucoup plus difficilement obtenue et plus *chèrement* payée, une fois que les frais (dont moitié sont à la charge de l'Asile encore) du chemin et des ponts tournants auront été faits. « Qu'enfin, de deux choses l'une, ou le chemin sera fréquenté, ou il ne le sera pas. S'il l'est, *de quelque manière qu'il le soit*, il devient *nuisible* à l'Asile ; s'il ne l'est pas, il devient *inutile* à son propriétaire,

Dans cet état de choses, il est à désirer qu'une solution prochaine soit apportée dans cette affaire qui laisse en suspens et en question toutes les améliorations, tous les développements dont l'Asile est susceptible et dont il a besoin. Je n'en veux citer qu'un exemple, qui suffira pour démontrer la nécessité de sortir le plus tôt possible de l'incertitude où nous sommes placés. Dès 1850, j'avais demandé l'exhaussement et la reconstruction du quartier des hommes. Le conseil général poussant jusqu'aux dernières conséquences et dans les limites extrêmes les inconvénients de cette servitude, a décidé (je copie textuellement) : « Considérant que les bâtiments du » quartier des hommes qu'il s'agirait d'exhausser, s'éten- » dent dans toute leur longueur sur la rive du canal sur » lequel une navigation peut-être établie par suite de la » transaction intervenue le 21 juin 1845, et ne sont » séparés que par la largeur du canal *du chemin concédé* » par la même transaction, est d'avis qu'il y a lieu » d'ajourner l'exhaussement du quartier des hommes, » jusqu'à l'époque où *l'expérience* ayant démontré les incon- » vénients du droit accordé au propriétaire des moulins » de Saint-Dizier, on aura pris les mesures nécessaires » pour y remédier. »

Et c'est pour ce motif, c'est parce que le Conseil général a émis ce vœu d'ajournement que nous n'avons pas été autorisés à faire cette année ce changement au quartier des hommes. Ainsi donc, il faudrait, *tant que cette épée de Danoclès menacera nos têtes*, renoncer à toute amélioration de ce côté, il faudrait laisser indéfiniment en souffrance nos malades tant que cette question n'aura pas été résolue. De toute nécessité, il faut sortir de cette situation équivoque et malheureuse dont la continuation paralyse tous nos projets.

Pour terminer ce que je voulais dire sur ce sujet, je dois déclarer que les dispositions bienveillantes de M. Rozet, propriétaire actuel du chemin concédé, me sont assez connues pour être convaincu qu'il ferait, en faveur d'un établissement de bienfaisance qui mérite et qui a, j'en suis certain, toutes ses sympathies, tous les sacrifices que lui permet de faire le soin bien entendu et bien légitime de ses intérêts personnels, pour concilier autant que possible ses droits reconnus incontestables avec les égards dus à un établissement de ce genre ; et, de même que j'en exprimais l'espérance dans mon Rapport de l'année 1850, je me plais à en renouveler ici l'expression, à savoir : que je suis de plus en plus persuadé que M. Rozet, qui n'a pas voulu, jusqu'à présent, user du droit qui lui a été concédé, se prêtera avec empressement à toute transaction, à tout arrangement proposé dans le but de satisfaire justement les intérêts de tous, sans qu'on soit forcé de recourir à une mesure extrême et rigoureuse. (1)

(1) Le meilleur moyen, selon nous, de tout concilier, de tout arranger pour le mieux et à l'amiable, serait ou de déplacer l'empellement en le reportant au-dehors, ou d'ouvrir à M. Rozet ou à

Quoi qu'il en soit, il vous appartient, Monsieur le Préfet, et vous tiendrez à cœur, il n'en faut pas douter, de donner soit par une transaction, soit par l'expropriation (conformément au vœu exprimé par le conseil général dans ses deux sessions de 1848 et 1849), une prochaine et satisfaisante solution à une affaire qui mérite sans doute d'être traitée avec le respect et les égards dus à un intérêt privé, appuyé d'un droit acquis et reconnu incontestable, mais aussi avec toute la sévérité d'examen et d'appréciation que comporte une question d'intérêt public.

Je termine ici ce Rapport bien incomplet, sans doute, mais auquel je n'ose pas donner plus d'extension, dans la crainte de dépasser les limites d'un travail de ce genre et d'abuser de votre bienveillante attention. Je m'estimerai heureux, si les efforts que j'ai faits pour vous prouver que je m'occupe consciencieusement et sérieusement du bien-être des malades et des intérêts de l'établissement, dont la direction morale et matérielle m'est confiée, peuvent mériter votre approbation et vos encouragements.

Veuillez agréer, Monsieur le Préfet, l'hommage de mon respect.

Le Directeur-Médecin,

MÉRIER.

---

ses locataires des Grands-Moulins, une porte près du pont Jumeret, de donner un passage pour arriver à l'empellement le long des bâtiments du nord, sur le trottoir qui est établi actuellement, et d'accorder, en outre, s'il le faut, une juste indemnité en compensation de l'abandon du reste des droits concédés par la transaction du 21 juin 1845; de cette façon, la maison serait exonérée de la servitude très incommode d'un passage continuel à travers les bâtiments et cours, et les meuniers, sans être obligés de se faire ouvrir souvent, *pendant la nuit*, les portes de l'établissement, trouveraient ainsi un moyen aussi facile pour eux que peu gênant pour nous, d'accéder à leur empellement, seule chose dont ils aient besoin.

EXTRAIT

DU REGISTRE DES DÉLIBÉRATIONS DE LA COMMISSION DE SURVEILLANCE DE L'ASILE.

Séance du 2 juillet 1852.

M. le directeur médecin fait à la commission lecture de son Rapport annuel sur le service médical et administratif de l'Asile pendant l'année 1851.

La Commission, après avoir entendu cette lecture avec le plus vif intérêt, reconnait la justesse des observations et l'exactitude des résultats qui sont consignés dans ce Rapport ; elle s'associe pleinement et entièrement aux idées et projets d'amélioration qu'il renferme, et prie M. le Préfet de vouloir bien les prendre en sérieuse considération,

Et ont, après lecture, signé, tous les Membres présents :

HÉRAUX, *président ;*
ALLIZÉ, HOCQUET et DEHAULT.

Bar-le-Duc. — Imprimerie de NUMA ROLIN.

www.ingramcontent.com/pod-product-compliance
Lightning Source LLC
LaVergne TN
LVHW010331030726
842520LV00004B/1387